全国高等医药院校药学类实验教材

药理学实验

主　　编　邹莉波

英文主审　王怀良

编　　者　（按姓氏笔画为序）

马恩龙（沈阳药科大学）

王怀良（中国医科大学）

尤越人（沈阳药科大学）

刘　铮（沈阳药科大学）

张予阳（沈阳药科大学）

邹莉波（沈阳药科大学）

杨静玉（沈阳药科大学）

贾建辉（沈阳药科大学）

韩冬云（沈阳药科大学）

阚启明（沈阳药科大学）

中国医药科技出版社

图书在版编目（CIP）数据

药理学实验/邹莉波主编．—北京：中国医药科技出版社，2007.1
全国高等医药院校药学类实验教材
ISBN 978－7－5067－3569－8

Ⅰ.药... Ⅱ.邹... Ⅲ.药理学—实验—医学院校—教材
Ⅳ.R965.2

中国版本图书馆CIP数据核字（2006）第153613号

美术编辑 陈君杞
责任校对 张学军
版式设计 郭小平

出版 中国医药科技出版社
地址 北京市海淀区文慧园北路甲22号
邮编 100082
电话 发行：010－62227427 邮购：010－62236938
网址 www.cmstp.com
规格 787×1092mm 1/16
印张 11
字数 253千字
版次 2007年3月第1版
印次 2013年7月第3次印刷
印刷 北京昌平百善印刷厂
经销 全国各地新华书店
书号 ISBN 978－7－5067－3569－8
定价 17.00元

出版说明

全国高等医药院校药学类专业规划教材是目前国内体系最完整、专业覆盖最全面、作者队伍最权威的药学类教材。随着我国药学教育事业的快速发展，药学及相关专业办学规模和水平的不断扩大和提高，课程设置的不断更新，对药学类教材的质量提出了更高的要求。

全国高等医药院校药学类规划教材编写委员会在调查和总结上轮药学类规划教材质量和使用情况的基础上，经过审议和规划，组织中国药科大学、沈阳药科大学、广东药学院、北京大学药学院、复旦大学药学院、四川大学华西药学院、北京中医药大学、西安交通大学医学院、华中科技大学同济药学院、山东大学药学院、山西医科大学药学院、第二军医大学药学院、山东中医药大学、上海中医药大学和江西中医学院等数十所院校的教师共同进行药学类第三轮规划教材的编写修订工作。

药学类第三轮规划教材的编写修订，坚持紧扣药学类专业本科教育培养目标，参考执业药师资格准入标准，强调药学特色鲜明，体现现代医药科技水平，进一步提高教材水平和质量。同时，针对学生自学、复习、考试等需要，紧扣主干教材内容，新编了相应的学习指导与习题集等配套教材。

本套教材由中国医药科技出版社出版，供全国高等医药院校药学类及相关专业使用。其中包括理论课教材82种，实验课教材38种，配套教材10种，其中有45种入选普通高等教育“十一五”国家级规划教材。

全国高等医药院校药学类规划教材

编写委员会

2009年8月1日

目　录

第一章　药理学实验的基础知识

第一节　药理学实验的目的和要求

药理学实验的目的在于通过循序渐进的常规实验，使学生验证和巩固所学的基本理论；通过综合实验了解较为先进的科研方法和技能，同时培养学生联想及综合分析问题的能力；通过设计性实验，培养学生独立思考、科学思维及创新的能力，建立实事求是、严谨的科学态度，提高解决实际问题的能力，为后续知识的学习和毕业后的科研工作奠定良好的基础。为了达到上述目的，要求学生做到以下几点。

【实验前】

1．仔细阅读实验指导，了解实验目的、原理、要求、方法和操作步骤。

2．结合实验内容，复习有关药理学、生理学、生物化学及免疫学等方面的理论知识，做到充分理解。

3．预测实验中可能出现的情况和发生的问题。

【实验时】

1．实验器材的放置力求稳当、整齐、有条不紊。

2．严格按照实验指导上的步骤进行操作，准确计算给药量，节省器材和药品。要注意保护实验动物和标本，避免与实验内容无关的刺激。

3．仔细、耐心地观察实验过程中出现的各种现象，实事求是地记录药物出现反应的时间、表现以及最后的转归，联系课堂讲授的内容进行思考。

4．在实验过程中遇到疑难之处，先要自己设法解决，如一时解决不了，应向指导教师说明情况，请求教师协助解决。对于贵重仪器，在未熟悉其性能之前，不可轻易调试。

5．实验室内保持安静、整洁。用药后需用原瓶塞塞好，公用药品和器材不可随意挪动。

【实验后】

1．将实验用器材清洗擦干，清点整理后放到指定位置。如有损坏、缺少，应及时报告老师。将存活和死亡动物分别送至指定处所。

2．认真整理实验记录，经过分析思考，撰写实验报告，按时交给指导老师。

3．做好实验室的清洁卫生工作。

第二节　药理学实验设计的基本原则

在进行药理学实验时，为保证实验结果的客观性和可信性必须遵循以下基本原则：

一、对照原则

进行实验时必须设对照组。设置对照组是为了使观察指标通过对比而发现其在处理因素（如药物等）的作用下而表现出的某种特异性变化，消除各种无关因素的影响。这就要求在比较的各组实验对象之间除了处理因素不同外，所有非处理因素应尽量保持相同，从而根据处理与不处理之间的差异，了解处理因素带来的特殊效应。对照有多种形式，如空白对照（又称正常对照），即对照组不施加处理因素，但给予同容积的溶剂；模型对照，即造成疾病模型，但不给予药物处理，给予同容积的溶剂；阳性对照，即给予相同适应症的市售药物，以监控实验条件；假手术对照，即除造成某种疾病模型的关键步骤外，所有手术操作均同模型对照组。自身对照，对照与实验均在同一实验对象进行，即同一个体处理前后的对照，如给药前后的对比等。若观察给药前后的指标变化，此种对照必须以指标本身对时间变化相对稳定为首要前提。

二、随机原则

随机是指对实验对象的实验顺序和分组进行随机处理。在分组时，对实验对象进行随机抽取可保证被研究的样本能代表总体，从而减少抽样误差；在施加多个处理因素时采用随机原则，可保证各组样本的条件基本一致，可减少组间人为的误差。

三、重复原则

"重复"在这里有两方面的含义，一是指实验结果的可再现性，一是指实验结果应该来自足够大的样本。样本越大，重复的次数越多，实验结果的误差越小，可信度越高。

第三节　药理学实验的分组方法

药理学实验一般应当设有正常对照组、模型对照组、阳性药对照组及受试药 2 个以上剂量组（新药研发时要求至少设立三个给药剂量组，以考察量效关系）等，如需手术造成疾病模型，还应设假手术对照组。而学生药理学实验课时，由于时间等条件的限制，可酌情减少实验分组，只设空白对照组或模型对照组及受试药一个剂量组。

一、动物分组的一般原则

实验时，要遵循受试药组与对照组一致性原则，即两组只允许在被实验因素方面有所不同，在其他方面（包括实验对象、实验者、实验条件、环境、时间以及仪器等）应力求一致。除了被实验因素外，如果两组还有不一致的地方，则对照组的存在失去其应有意义。两组之例数应相等或相近似，认为对照组只有少数几例即可，是不正确的。

分组时，为了满足以上要求，避免主观因素，需要采取随机抽样的方法。所谓随机抽样就是指按照机会的安排来抽取样本，换言之，任何被实验的对象都有相等的机会被抽出。随机抽样的方法很多，如应用骰子法、单双号法、卡片法以及随机数表等。

必须指出，随机抽样比较适宜大样本时的分组，而小样本时随机抽样不能保证各组的一致性，故小样本时必须用人为的方法来保证各组的一致性，其目的是更好地贯彻随机抽样原则，与主观选择有本质上的区别。

二、小样本的分组法

主要有分群法（stratify）和配对（群）法。分群法是按某几个因素将对象先分为数群，而后再按随机抽样法将每群中的对象分到各组中去。有时先分为几个大群，而后每大群再分为数小群，最后将每小群中的对象再随机抽样地分到各组中去。分群可按性别、体重或血压等生理或病理因素进行，一般应以观测指标或对观测指标有主要影响的因素为准来分群。如降压实验，应以血压为准来分群；豚鼠的平喘实验，需对豚鼠进行初筛，分组时，应以哮喘潜伏期来分群；降血脂实验，应以血脂水平为准来分群。而多数实验是按性别、体重分群。

配对（群）法，是把各方面相近似的对象配成多数的对或群（两组则两个一对，三组则三个一群），然后每对（群）中的对象按随机抽样原则分到各组中去。

以最常用的分群法为例，说明如下：

【举例】

由实验动物中心取来同种属并且出生日期相近似的小白鼠 36 只，欲按性别及体重将其分为实验及对照两组，可进行如下分组：

先按性别将动物分为雌雄两大群，每群再按体重分为数小群（以 1g 为组距），假定其性别及体重分布情况如表 1 – 1 之左侧所表示，则可按随机抽样原则将各小群的动物分到两组中去。如果有的小群动物数是奇数时，则应尽力照顾到两组的均衡来分配之，最终的分组情况正如表 1 – 1 之右侧所表示。

表 1 – 1　分组法

分布情况			分组情况	
性别	体重（g）	动物数（只）	实验组	对照组
雌	18 ~ 19	6	3	3
	19 ~ 20	6	3	3
	20 ~ 21	3	2	1
	21 ~ 22	3	1	2
Σ		18	9	9

续表

分布情况			分组情况	
性别	体重（g）	动物数（只）	实验组	对照组
雄	18 ~ 19	5	3	2
	19 ~ 20	3	1	2
	20 ~ 21	6	3	3
	21 ~ 22	4	2	2
Σ		18	9	9

第四节　药理学实验数据的分析处理

一、实验结果的记录及表示方法

实验过程中，要对实验数据进行及时、客观的记录。凡是属于量反应资料（又称计量资料，即药物作用可以用数值的变化来表示，如血压的高低、时间的长短、心率的快慢、肿瘤轻重、心输出量的多少等）均应以正确的单位和数值标定。凡是由曲线记录测量指标的实验，应尽量用曲线记录实验结果，在所记录的曲线中应标注有给药或刺激记号、时间记号等。为便于对实验结果进行分析、比较，多以各组数据的均值加减标准差来制表或绘图来表示实验结果，表格要有表题，图要有图题。制作表格及作图时，应注意以下几点：

1．表格应制三线表，表格中不用纵向线。一般按照组别、剂量、动物数、观测指标的顺序在表内由左至右填写。

2．作图时，通常是以实验观察指标的变化为纵坐标，以时间或给药剂量为横坐标而作图，例如呼吸曲线、肌肉收缩曲线等；横、纵坐标轴均应加以标注，如药物剂量、时间单位、测量指标及单位等。

3．实验数据若呈连续性变化，则以曲线形式体现实验结果，绘制经过各点的曲线或折线应光滑；实验数据若不呈连续性变化，则不宜用曲线表示，可采用直方图的形式表示。

4．表及图下面应有必要的说明，如统计学显著性的表示等。

二、差值的显著性测验

实验结束后，实验者必须对所获得的实验结果进行统计学分析处理，才能发现问题，得出结论。药理学实验往往要在两组或两组以上实验对象上进行，如一组为实验组，一组为对照组，然后就两组所获得的实验数据进行比较，判断两者有无差异，从而确定被实验因素是否对实验对象确实具有某种影响，例如药物疗效之观察等。但药理学研究的实验对象大都是各种动物（临床药理学研究的对象是人），所以实验中生物个体差异所造成的误差是不可避免的，此外也还有一些其他性质的误差，可统称之为实验误差。从而两组实验获得数据的差异就有可能是实验误差所造成，而在被实验对象的数目很少时（小样本），此种可能性更大。两组数据的差值究竟是被实验因素所致，还是实验误差影响所致，这不能主观决定，而一定要通过生物统计学的客观方法来判断，以确定此差值是否有意义。此种方法就称为差值的显著性测验。

如果测验的结果是两组之间差异“显著”，则提示两组之间的差异是因处理因素（如药物）造成的；若“不显著”，就说明此差值很可能是实验误差所造成的，没有实际意义。但不应只根据一次的结果而轻率地下结论，在动物数少时尤其如此。应视具体情况，进行重复实验。需要指出的是，统计学方法之运用需建立在对实验对象客观的、科学的分组和正确的实验资料的基础之上。不当的实验设计与错误的实验资料，即使经过统计处理，其结论仍然是不可靠的。因实验指标有量反应指标和质反应指标的不同，其统计处理方法也不同。分述如下：

1．量反应指标的差值显著性测验法

差值显著性测验最常应用的方法为“t 值测验法”。t 值即差值的绝对值与差值标准误之比。亦即用误差单位来衡量差值的大小，视其有无意义。根据实验数据计算出者称实验 t 值，t_0 为由 t 值表查出者，称标准 t 值。

基本公式：

$$\overline{X} = \frac{\sum X}{n}$$

$$S_{\bar{x}_1 - \bar{x}_2} = \sqrt{S_{\bar{x}_1}^2 + S_{\bar{x}_2}^2}$$ （只适用于两组例数相等或近似之情况）

$$t_s = \frac{|\bar{x}_1 - \bar{x}_2|}{S_{\bar{x}_1 - \bar{x}_2}}$$

X——被实验个体实验观察指标量的大小。

N——该组被实验的对象数。

$\overline{X}$——该组 X 的均值，为测量指标最常应用的综合指标。

S——标准差，是用以估计原始数据（X）的分散程度或原始数据的实验误差程度的人为单位。

$S_{\bar{x}}$——标准误，用以估计均值（$\overline{X}$）的可靠程度或均值的实验误差程度的人为单位。

$S_{\bar{x}_1 - \bar{x}_2}$——差值标准误，用以估计差值的可靠程度或差值实验误差程度的人为单位。

$|\bar{x}_1 - \bar{x}_2|$——两组均值数据差（差值）的绝对值。

自由度——统计学一专门术语。只关系到一组时为例数减 1（$n-1$），如关系到两组时则为总例数减 2（$n_1 + n_2 - 2$）。

$\sum$——总和。

无效假设及结果判定：

首先假设两组的差异是由实验误差所致，处理因素对实验结果没有影响。然后将实验数据带入公式计算 t 值。将实验 t 值（t_s）与标准 t 值（t_0）相比较，判定标准如下：

t_0（1%）$> t_s > t_0$（5%），则 $0.01 < P < 0.05$，即无效假设成立的可能性小于 5%，换言之，组间差异是因处理因素（如药物）所致的可能性大于 95%，组间差异有显著意义。

$t_s > t_0$（1%），则 $P < 0.01$，即无效假设成立的可能性小于 1%，换言之，组间差异是因处理因素（如药物）所致的可能性大于 99%，差异非常显著。

$t_s < t_0$（5%），则 $P > 0.05$，即无效假设成立的可能性大于 5%，差异不显著。P 为机率或危险率。

标准 t 值可根据 t 值表查出，由该表有关自由度及特点危险率（5% 或 1%）而找出该标准 t 值。

标准 t 值表

自由度	机率		自由度	机率	
	5%	1%		5%	1%
1	12.706	63.657	13	2.160	3.012
2	4.303	9.925	14	2.145	2.977
3	3.182	5.841	15	2.131	2.947
4	2.776	4.604	16	2.120	2.921
5	2.571	4.032	17	2.110	2.898
6	2.447	3.707	18	2.101	2.878
7	2.365	3.499	19	2.093	2.861
8	2.306	3.355	20	2.083	2.845
9	2.262	3.250	30	2.042	2.750
10	2.228	3.196	100	1.984	2.626
11	2.201	3.106	1000	1.962	2.581
12	2.179	3.055	X	1.960	2.576

2. 质反应指标的显著性测验法

计数资料显著性测验最常用的是 χ^2（卡方）测验法，它可以用来检验两个或多个百分比（率）之间的差异。这里仅介绍两组阳性率统计分析的四格表法。计算方法和步骤如下：

(1) 首先假设两组的差异是由机会所致，即两组的阳性率是相同的。

(2) 将数据带入四格表，并根据 χ^2 计算公式算出 χ^2 值。

(3) 判断无效假设是否成立。

四格表

组别	阳性	阴性	合计
用药组	a	b	a + b
对照组	c	d	c + d
合计	a + c	b + d	a + b + c + d = N

χ^2 检验的公式如下：

$$\chi^2=\frac{(|ad-bc|-0.5N)^2\cdot N}{(a+b)(c+d)(a+c)(b+d)}$$

根据自由度查 χ^2 值表，自由度的计算公式为：n（自由度）=（行-1）（列-1），故四格表法的自由度为1。查 χ^2 值表可知，求得的 χ^2 值若大于3.84，则 P 值小于0.05，有显著差异；若求得的 χ^2 值大于6.63，则 P 值小于0.01，有非常显著差异。即求得的 χ^2 值越大，否定假设情况的可能性就越大，差值是由处理因素所致的可能性越大；反之，χ^2 值越小，否定假设情况的可能性越小，即差值是由实验误差所致的可能性越大。

注意：数据中无0或1时才可以用上述公式计算 χ^2 值。如果数据中出现了0或1，则要用简化直接概率法计算。公式如下：

$$P=2\times\left(\frac{1+B+2D}{1+B+2D+2C}\right)^B\times\left(1+\frac{A\cdot B\cdot C}{A+B+C+D}\right)$$

式中：A=0或1，D是四格表中A的对角处之值，B、C是与A同行或同列之值，但B<C。P是无效假设的机率。

χ^2 值表

自由度	大于此值之机率P								
	0.900	0.750	0.500	0.250	0.100	0.050	0.025	0.010	0.005
1	0.02	0.01	0.45	1.32	2.71	3.84	5.02	6.63	7.88

第五节　实验报告的书写要求

实验报告是实验者对其完成的实验工作进行的扼要的文字总结，是综合评定实验课成绩的重要依据之一。学生每完成一次实验都应提交相应的实验报告。实验报告通常的格式如下：

姓名　　　　专业　　　　班级　　　　组别　　　　日期

1．实验题目：

2．实验目的及原理：

3．实验材料：包括实验器材、实验动物及药品试剂。实验动物要写明其种类、性别、体重。如果所使用的仪器和方法与实验教材规定的有所不同时，可作简要说明。

4．实验方法：实验步骤可作简要描述。

5．实验结果：应详细记录原始数据，对较长的曲线记录，可选取一段有变化的曲线，剪下后贴在实验报告中，并根据原始资料，真实、准确记述所观察到的实验现象。将原始数据进行统计学处理，最后用图或表来表示。绘图时，应在横轴和纵轴上画出刻度，标明数值单位。一般以纵轴表示反应强度，横轴表示时间或药物剂量。绘制表格时，应制三线表，表内布局要合理，标题在表的上方。

6．讨论：实验结果的讨论是根据已知的理论知识和已有的文献资料对实验结果的解释和分析，判断所得到的结果是否为预期的结果；对于非预期结果要分析可能的原因。还应在讨论中指出实验结果的生物学意义。

7．结论：是对该实验所能证明的作用或作用机制的简明总结。不要简单地罗列具体的结果，而应在讨论的基础上归纳出概括性的判断。结论应言之有据，不能充分证明的理论分析不应写入结论中。

第六节　实验室守则

1．遵守学习纪律，准时到达实验室。在做实验时因故外出或早退应向指导老师请假，经同意后方能离开实验室。

2．实验时应严肃认真，不得高声谈笑及进行任何与实验无关的活动，应保持实验环境的宁静。参加实验时应穿着实验工作服。

3．参加实验者应先熟悉实验仪器和设备的性能及使用要点，而后使用。一旦发现仪器和设备故障或损坏，应立即向指导教师报告，以便能及时维修或更换，不可擅自拆修或调换。仪器和设备不慎损坏时，应及时向指导教师汇报情况，按章赔偿。

4．各实验小组的实验仪器和器材各自保管使用，不得随意与他组调换挪用。如需补发增添时，应向指导教师申报理由，经同意后方能补领。每次实验后应清点实验器材，用品。

5．爱惜公共财物，注意节约器材，爱护实验动物，实验室内物品不得擅自带走。

6．保持实验室的整洁卫生，不必要的物品不要带进实验室内。实验完毕后，应将实验器材、用品及实验桌凳收拾干净；实验动物尸体和废物应放到指定的地点，不得随地乱丢。实验室的清洁卫生工作应由各实验小组轮流负责打扫，以保证实验室环境整洁卫生。

（邹莉波）

第二章　动物实验的基本操作技术

第一节　药理学实验常用动物的种类及特点

一、小白鼠

小白鼠（mouse）属哺乳纲，啮齿目，鼠科。其温顺易捉，繁殖力强，价格低廉，对实验动物同种、纯种、性别和年龄的要求比较容易满足，生活条件也容易控制，因此是药理学实验最常用的动物，特别适用于需要大样本的实验，如药物筛选、药物半数致死量的测定等。小白鼠对多种疾病有易感性，可以复制多种疾病模型，如癌症、肉瘤、白血病、血吸虫病、败血症、癫痫、药物依赖性、痴呆症等。

二、大白鼠

大白鼠（rat）亦属哺乳纲，啮齿目，鼠科，受惊时有攻击性，易对实验者造成伤害，应注意防护。大白鼠也可用于多种实验和复制多种动物模型，如复制水肿、炎症、缺氧、休克、发热、胃溃疡、高血压以及肾衰等动物模型；大白鼠的垂体－肾上腺功能很发达，常用来作应激反应、肾上腺及垂体等内分泌功能实验。大白鼠的高级神经活动发达，因此，也广泛用于脑功能定位、神经元细胞外记录等实验中。

三、家兔

家兔（rabbit）属哺乳纲，啮齿目，兔科。其特点是性情温顺，易于饲养。常用于与呼吸功能、泌尿功能、心血管功能有关的实验中，如呼吸运动的调节及呼吸衰竭的处理、血压的调节和心衰的处理等。因家兔对致热源敏感，故常用于研究解热药和检查热源。此外，因家兔耳长大，血管清晰，便于静脉注射和采血，故也广泛用于药物的血管刺激性及溶血性的研究。

四、豚鼠

豚鼠（guinea－pig）又称天竺鼠、荷兰猪。属哺乳纲，啮齿目，豚鼠科。其特点是性情温顺，对组胺和结核菌敏感。常用于复制哮喘、组胺过敏、结核病模型，以研究平喘药、抗组胺药以及抗结核药的作用。也用于药物安全性试验中的全身主动过敏性试验。

五、猫

猫（cat）属哺乳纲，食肉目，猫科。与兔相比，猫对外科手术的耐受性强，血压相对稳定，但极具攻击性。常用于去大脑僵直、下丘脑功能以及血压方面的实验。

六、犬

犬（dog）常用于观察动物对冠状动脉血流量的影响、心肌细胞电生理研究、降压药及抗休克药的研究等；经过训练，可与人合作，很适用于慢性实验，如条件反射试验。犬的体形大，对手术的耐受性较强，常用于其他小动物不易进行的手术，如胃瘘、肠瘘、膀胱瘘、胆囊瘘以及冠状动脉结扎等。在进行临床前长期毒性试验中，犬是常用动物。

七、蟾蜍

蟾蜍（toad）属于两栖纲，无尾目。由于进化较低，其离体标本（如心脏、腓肠肌等）能在较长时间内保持着自律性和兴奋性，而且蟾蜍容易获得并价格便宜，故经常被用于研究药物对心脏的影响、反射弧分析以及肌肉收缩等实验中。

第二节　实验动物的选择

为了获得理想的实验结果，必须根据实验目的选择适宜的观察对象，在选择动物时，需考虑如下因素：

一、种属的选择

不同种属的动物对同一疾病病因刺激的反应程度会有很大的差异。在选择实验动物时，尽可能选择对刺激因素较为敏感且与人类接近的种属。例如在进行发热实验时，宜首选家兔；在进行过敏反应和变态反应实验时，宜首选豚鼠；小鼠则宜用于半数致死量等方面的观察。

二、性别的选择

由于成年雌性动物的代谢存在着明显的性周期的变化，这些变化会影响受试动物对某些实验因素的反应状态。因而在选择实验动物时，一般多用雄性动物，但热板法镇痛实验不宜选用雄性小鼠或大鼠，半数致死量的测定应雌雄各半。

三、周龄或体重的选择

一般选择成年动物，小鼠体重 18～22g，大鼠体重 200～250g，豚鼠体重 350～450g，家兔体重 2.5～3.5kg，beagle 犬体重 8～20kg。但有些实验对动物体重或周龄有特殊要求，如大鼠足肿胀法的抗炎实验，宜选用 120～150kg 的大鼠，对致炎剂敏感。制作大鼠脑永久性低灌注模型时，宜选用 13 周龄以上的大鼠，可大大降低死亡率。

四、状态的选择

实验动物对人类疾病的表达程度及对施加因素的反应情况，除了与动物自身的生理特征有关外，还受动物的状态，如是否饥饿、睡眠是否足够、是否患有其他疾病等的影响。因此，应选择健康、反应机敏以及其他各个方面条件尽量一致的动物作为观察对象。

五、实验条件的选择

由于环境因素对实验结果有着很强的干扰作用，如明、暗（即光照周期）对体内代谢就有着重要的影响。在实验时应选择与受试动物自然生活尽量一致的实验环境或人为地将实验环境控制在符合条件的程度。

第三节　实验动物的编号

在药理学实验中为了观察并记录每只动物、各组动物的变化情况，必须在实验前预先对动物进行随机分组和编号标记。对于比较大的动物如狗，兔等，可将号码烙在金属牌上，实验时将其固定于狗链条或兔耳上。对于家兔还可采用化学药品涂染被毛或采用兔耳打孔法。下面以药理学实验最常用动物为例，介绍大鼠和小鼠的编号标记方法。

大鼠和小鼠的编号一般都采用各种不同颜料涂擦被毛的方法来标记，也可用不同颜色的油性记号笔在尾部标记。常用的涂染化学品如下：

（1）涂染黄色，用 3%～5% 苦味酸溶液；

（2）涂染红色，用 0.5% 中性红或品红溶液；

（3）涂染咖啡色，用 2% 硝酸银溶液；

（4）涂染黑色，用煤焦油的酒精溶液。

最常用的是 3%～5% 苦味酸溶液。用毛笔或棉棒蘸取此溶液，在动物的不同部位涂上苦味酸溶液表示不同号码。一般习惯涂染在左前腿上为 1，左侧腰部为 2，左后腿上为 3，头部为 4，背部正中为 5，尾基部为 6，右前腿为 7，右侧腰部为 8，右侧后腿上为 9，不涂染鼠为 10（如图 2－1A、B）。如果实验时动物的编号超过 10，且在 20～99 之内，可采用在上述动物同一部位上，再涂染另一种涂染剂（如 0.5% 中性红或品红溶液）斑点，表示相应的十位数。例如，在左前腿标记红色和黄色斑点，这就表示为 11；如果红色标记在左前腿上，而黄色标记在左腰部，这就是 12，以此类推（如图 2－1C、D）。也可以用同一种颜色涂在两个部位来标记 10 以上的记号。如左前腿和左后腿都标记苦味酸溶液，表示 13 号，以此类推。

上述苦味酸溶液等颜料标记的优点是持续时间比较长，一个月左右也不会退色，对于慢性实验尤其适合。如果是急性实验，或饲养小鼠时间在一周之内，可用不同颜色的油性记号笔在尾部标记，如图 2－2 所示。

标记要有记录，做到实验者心中有数，以免时间长忘记。

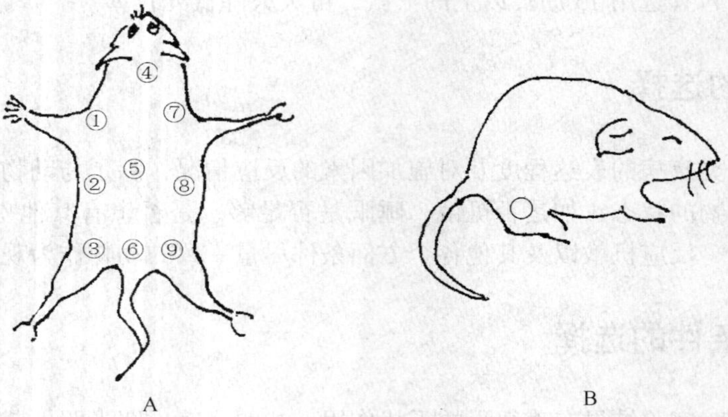

图 2－1A、B　小鼠单色标记法

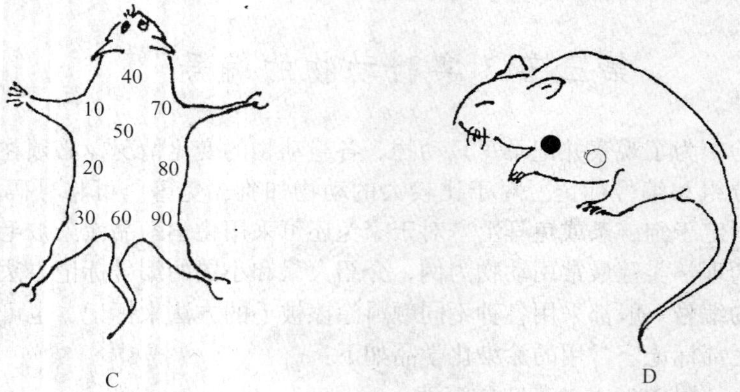

图 2－1C、D　小鼠双色标记法

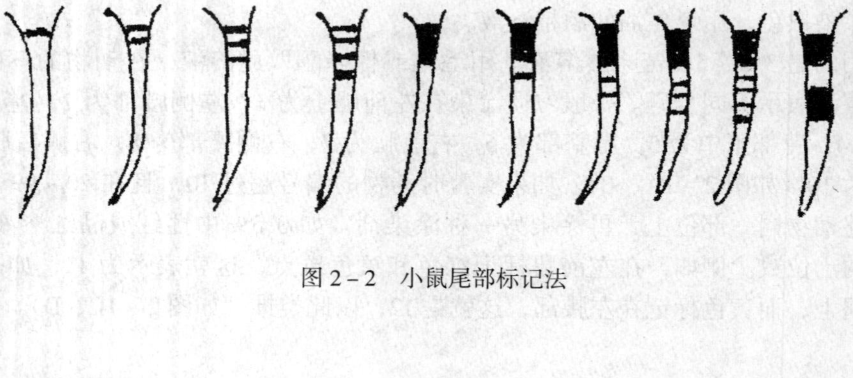

图 2－2　小鼠尾部标记法

第四节　实验动物的捉持和给药方法

正确地捉拿与固定动物是药理学实验的基本操作之一，也是实验顺利进行的保证。掌握正确的动物捉拿与固定方法，不仅可有效防止实验者被动物咬、抓伤，也可确保动物不被过分激惹，以保证其正常的生理活动不受明显干扰，从而不致明显地影响实验结果。

一、小鼠的捉持和给药方法

捉拿小鼠时，先用右手将鼠尾抓住并提起，将小鼠放在鼠笼上或较为粗糙的台面上，在其向前爬行时，用右手向后拉尾，用左手的拇指和食指抓住小鼠的两耳及头颈部皮肤，将其置于手心中，拉直四肢并用左手的无名指压紧尾部，右手即可作注射和进行其他操作(如图 2－3)。也可只用左手捉拿小鼠，方法是先用左手的拇指和食指抓住小鼠的尾部中段，然后用左手的无名指和小指夹住尾的根部，并轻压向背部，用左手的拇指和食指抓住小鼠的两耳及头颈部皮肤，将其置于手心中。此种方法熟练后，比两手捉拿小鼠方便快捷，也便于右手的操作。取尾血或进行尾静脉注射时，可将小鼠固定在金属、玻璃、塑料或木制的固定器上。

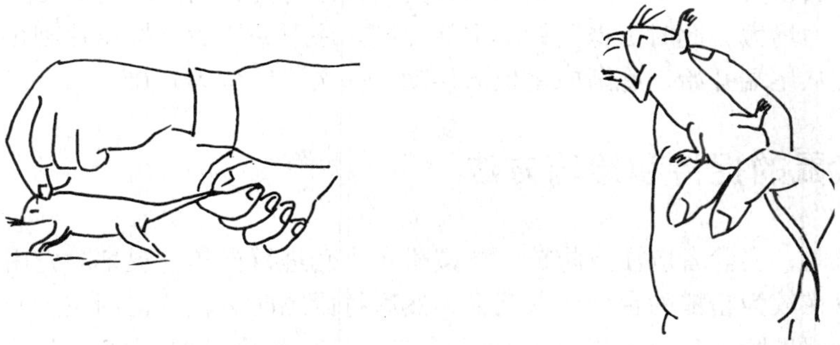

图 2－3　小鼠捉持法

给药方法：

1．灌胃法　左手捉拿小鼠，右手持灌胃管（1～2 mL 注射器上连接玻璃或金属制的灌胃管），灌胃管长 4～5 cm，直径约 1mm。操作时将灌胃管插入口腔，沿上腭壁轻轻插进食管，当插进 2～3 cm 时，灌胃管的前端到达膈肌水平，此时可稍感有抵抗（图 2－4）。一般在此位置推注药液即可。如此时动物呼吸无异常，可将药液注入；如遇阻力应抽出灌胃管重新插入；若误插入气管注药可引起动物立即死亡。推注药液后轻轻拉出灌胃管。一次灌注量为 0.1～0.3 mL/10g 体重。操作时切忌粗暴，以防损伤食管及膈肌。

2．皮下注射法　注射部位可选颈背部皮下。操作时轻轻拉起背部皮肤，将注射针注入皮下，稍稍摆动针头，若容易摆动则表明针尖的位置确在皮下，此时注入药液。拔针时，轻捏针刺部位片刻，以防药液逸出。

3．肌肉注射法　小鼠固定如上述。将注射器的针头刺入小鼠臀部外侧肌肉，注入药液。注射量一般为每次每鼠 0.2 mL。

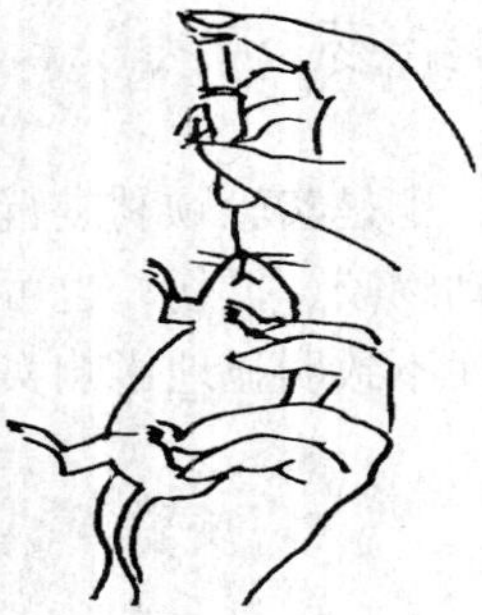

图 2-4　小鼠灌胃法

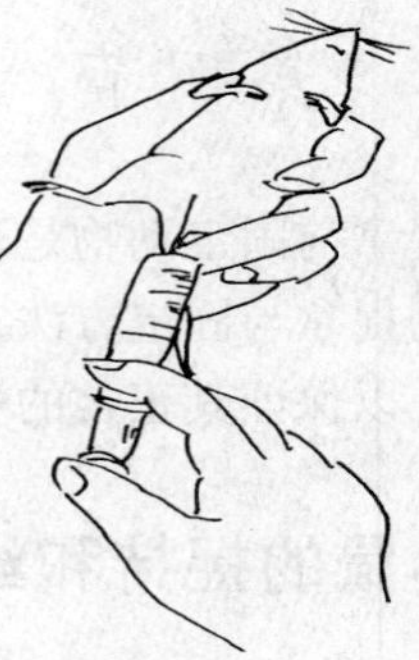

图 2-5　小鼠腹腔注射法

4．腹腔注射法　左手固定动物，使小鼠腹部朝上。右手持注射器，使针头与皮肤呈 45 度角方向在左或右侧下腹部刺入腹腔（图 2-5）。针尖刺入腹腔时可有抵抗消失感，此时可轻轻推注药液。一次注射量为 0.05～0.1 mL/10g 体重。

5．尾静脉注射法　将小鼠装入固定筒内或玻璃钟罩内，使其尾部外露。尾部用 75% 酒精棉球擦拭，使其血管充血和表皮角质软化。以拇指和食指捏住尾根部的两侧，阻断其静脉回流，使其尾静脉充盈明显。以无名指和小指夹住尾尖，用中指托起尾巴，使之固定。用 4 号针头选其一侧尾静脉穿刺。如针头确在血管内，则推注药液无阻力，否则皮肤隆起发白，阻力增大，此时可退回针头重新穿刺。注射完毕后，按压片刻止血。需反复静脉注射时，宜从尾端开始，逐渐向尾根部移动。一次注射量为 0.05～0.1 mL/10g 体重。

二、大鼠的捉持和给药方法

捉拿大鼠时，实验者应注意防护，如戴帆布手套进行操作。捉拿时先用右手将鼠尾抓住并提起，放在较为粗糙的台面或鼠笼上，然后将鼠尾向后轻拉，用左手的拇指和食指抓紧两耳和头颈部皮肤，其余三指紧捏背部的皮肤，将整个动物固定于左手中（如图 2-6A、B）。也可用左手的拇指和中指分别放到大鼠的腋下，食指放于颈部，使大鼠伸开两前肢，握住动物，用右手进行操作。

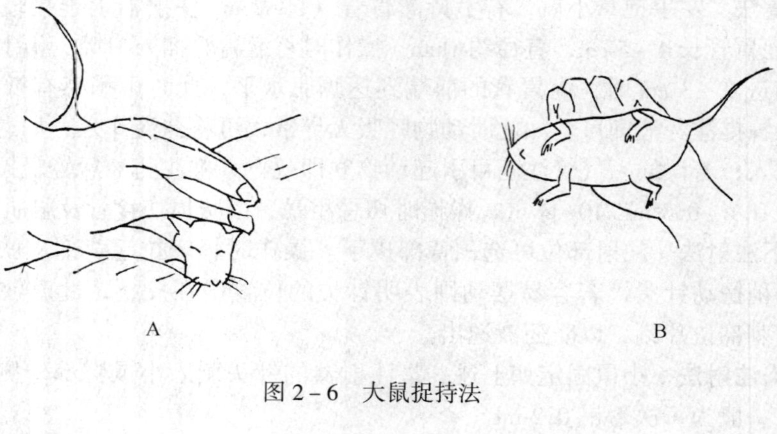

A　　B

图 2-6　大鼠捉持法

给药方法：

1．灌胃法 大鼠的灌胃法与小鼠相似。采用灌胃管（安装在 5 mL 注射器上的金属灌胃管）长 6～8 cm，直径 1.2 mm，尖端呈球状。一次给药量为 1～2 mL/100g 体重。

2．腹腔注射法 同小鼠。

3．皮下注射法 注射部位为背部或大腿外侧皮下。操作时，轻轻拉起注射部位皮肤，将注射针刺入注射部位皮下。每次注射量为 1mL/100g 体重。

4．静脉注射法 麻醉大鼠可从舌下静脉给药。清醒大鼠可从尾静脉给药。将大鼠置于大鼠固定器内，而将鼠尾留在固定器外，以供实验操作。尾静脉注射时，用 75%酒精棉球擦拭或用 40～50℃温水浸泡尾部，使尾静脉扩张充盈，易于穿刺。每次注射量为 0.3～0.5 mL/100 g 体重。

三、兔的捉持和给药方法

用右手抓家兔颈部的被毛与皮肤，用左手托住其臀部和腹部使其体重大部分集中在左手上，然后按实验要求固定（如图 2－7）。家兔的固定方式有腹卧式和仰卧式两种：做各种手术时，一般对麻醉后的动物进行仰卧式固定（背位固定），即将动物的四肢用粗的棉线固定，头部则用兔头固定夹固定；做耳血管注射或取血时，可行腹卧式固定，即将家兔安放到特制的固定装置内。

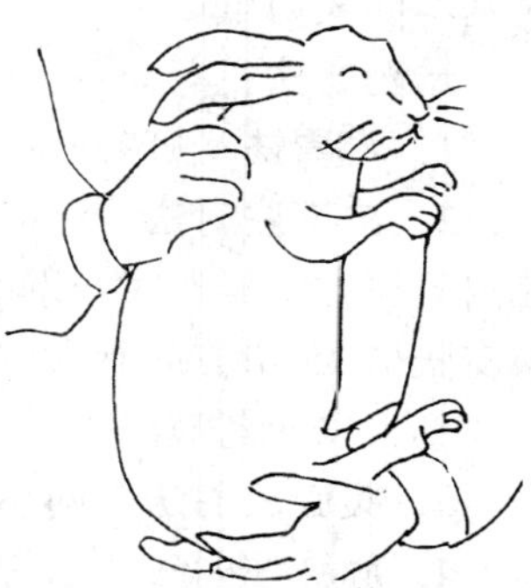

图 2－7 家兔的捉持法

给药方法：

1．灌胃法 可两人合作进行。一人坐好，将兔的躯体夹于两腿之间，左手抓住双耳，固定其头部，右手握住其两前肢。术者将开口器横放于兔口中，将兔舌压在开口器下面。此时助手用双手固定开口器。术者将导尿管经开口器中央小孔慢慢沿上腭壁插入食管15～18cm（如图 2－8）。为避免误入气管，将导尿管的外口放入一杯水中，确认无气泡或管中液面不随呼吸而上下波动，则可用注射器将药液灌入，并以少量清水冲洗灌胃管。若动物挣扎剧烈，应拔出重新插入。灌胃完毕后，先拔出导尿管，再拿出开口器。如用兔固定箱，可一人操作。

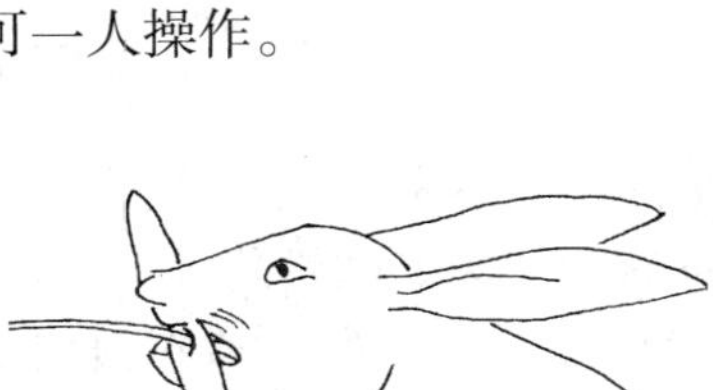

图 2－8 家兔的灌胃法

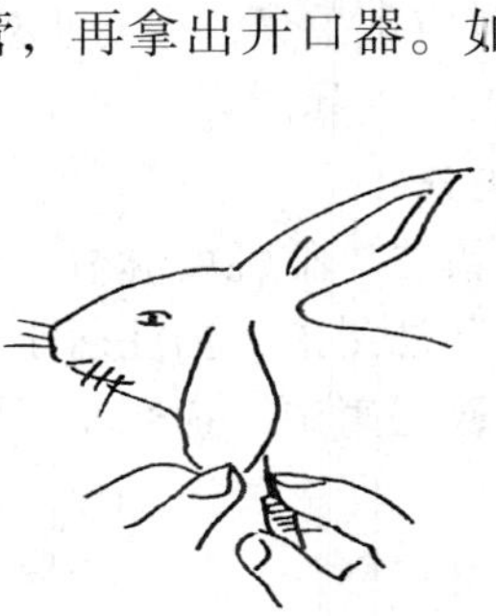

图 2－9 家兔耳缘静脉注射法

2．腹腔注射法 参照小鼠腹腔注射法。

3．静脉注射法　静脉注射一般采用耳缘静脉（兔耳外缘的血管为静脉，中央血管为动脉）。将家兔放入固定盒内，拔去耳外缘部位的兔毛，用酒精棉球涂擦静脉部位皮肤，使静脉充盈。以左手拇指和中指捏住兔耳尖，食指放在注射部位下将兔耳垫起，右手持注射器，尽量从血管远端刺入血管（不一定有回血）。注射时针头先刺入皮下，沿皮下向前推进少许，然后刺入血管（如图2-9）。针头刺入血管后再稍向前推进，轻轻推动针栓，若无阻力和局部皮肤发白隆起现象，即可注药；若推药有阻力或发现皮肤发白隆起，表示针头在血管外，这时应将针头稍退回，再重新穿刺血管，注射完毕后，用棉球压住针眼，拔去针头。

四、豚鼠的捉持和给药方法

先用左手掌迅速扣住其背部，抓住其肩胛上方，将手张开，用手指握住颈部或握住身体的四周，再拿起来。怀孕或体重较大的豚鼠，应以另一只手托住其臀部。豚鼠的固定方法基本同大白鼠。

给药方法：

1．灌胃法　可参照小鼠和大鼠灌胃法进行。

2．皮下注射法　注射可选用大腿内侧、背部、肩部等皮下脂肪少的部位。通常在大腿内侧注射。操作时，助手把豚鼠固定在台上，术者将注射侧的后肢握住，将注射器针头与皮肤呈45°角方向刺入皮下。确定针头在皮下后，注入药液。注射完毕后以指压刺入部位片刻，以防药液漏出。

3．腹腔注射法　同小鼠。

4．静脉注射法　注射部位可选用前肢皮下头静脉，后肢小隐静脉，耳壳静脉。一般前肢皮下头静脉较易穿刺成功；后肢小隐静脉上部明显可见，故也较容易穿刺成功；也可在颈前部将皮肤切一小口，暴露颈前静脉，然后直接穿刺血管。注射量小于等于2mL。

五、猫的捉持和给药方法

捉猫时应戴手套，以防止被其抓伤。先将猫关入特制玻璃容器中，投入乙醚棉团快速麻醉，取出后趁其未醒立即固定。

给药方法：

1．灌胃法　猫轻度麻醉，把导尿管从鼻腔或口腔插入食管内给药。

2．皮下注射法　猫注射于臀部皮下，注射针刺入皮肤与肌肉之间给药。

3．腹腔注射法　参照小鼠腹腔注射法。但注意在腹白线两侧注射，离腹白线1cm处进针。

4．静脉注射法　猫装于固定带或笼内，取出前肢，紧握肘关节上部，用乳胶管扎紧，使皮下头静脉充血，局部去毛消毒，右手持注射器从肢体末端朝向心端穿刺，证实针头在静脉内之后放松肘关节或松开乳胶管，可缓慢注射药液。

六、犬的捉持和给药方法

犬的性格凶猛，会咬人。捆绑固定至少由2～3人进行。实验者先抚摸，逐步接近，勿使其惊恐或将其激怒。用粗棉绳兜住狗的下颌，并在上颌打结（勿太紧）。操作时，注意犬的动向，以防被犬咬伤，最后在犬耳根后颈项上打一个活结。如犬不合作，则先用一根特制长柄狗头夹，从后面夹住犬颈，限制犬头部活动，再按上述方法捆住犬嘴。然后将犬侧卧，一人固定其肢体，由另一人注射麻醉药。

给药方法：

1．灌胃法　将木质开口器横放于犬上下门齿间固定，经开口器之小孔插入导尿管向前推入食管。将导尿管外端置于水中，如无气泡逸出即可将药液注入，再注入少量清水冲洗残留药液。也可将药物装入胶囊，直接放入犬口中，并给少量清水，使其自然吞咽。

2．静脉注射法　对未经麻醉的犬，可选用前肢皮下头静脉或后肢小隐静脉注射（如图2－10、11）。操作时，先将注射部位毛剪去。在静脉血管的近心端，用乳胶管扎紧肢体，使血管充盈，注射器针头向静脉血管的近心端方向穿刺。回抽注射器针栓，如有回血，则证明针尖在血管内，即可推注药液。

对已麻醉的犬，可剖开腹股沟部，从股静脉直接插管给药。

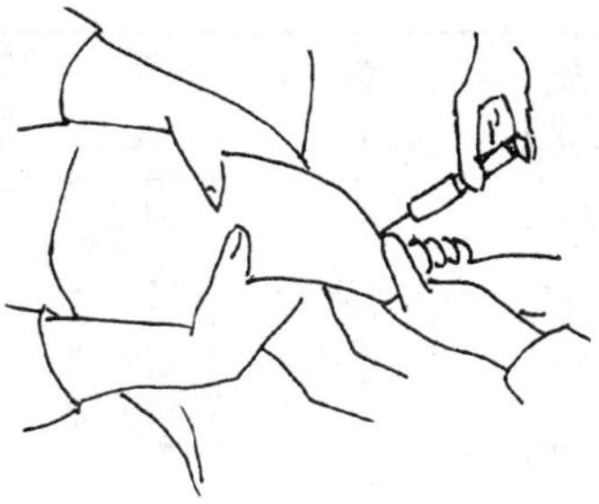

图2－10　犬后肢小隐静脉注射法

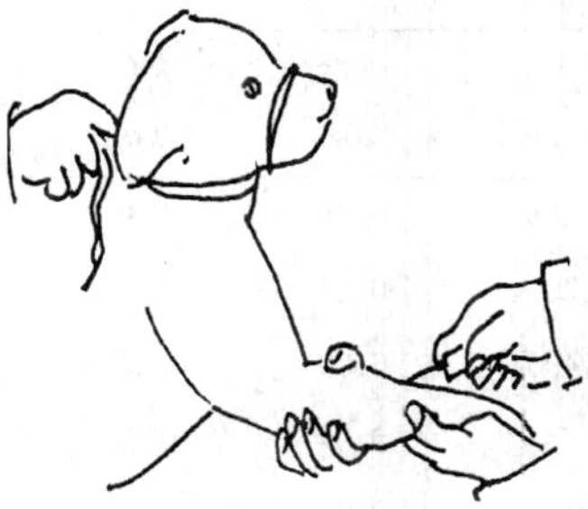

图2－11　犬前肢头静脉注射法

七、注意事项

1．捉拿动物时既要大胆果断，也要小心谨慎，动作应尽量轻柔，切忌粗暴。

2．捉拿大鼠，尤其是已经受到激惹的大鼠时，一定要注意防护，以免被其咬伤。若不慎被动物咬伤或抓伤应对伤口进行妥善处理。

3．捉拿动物时一定要按规范进行，否则容易对动物造成损伤。例如，对于家兔采用抓双耳或抓取腹部的方法是错误的。

4．不可玩耍动物或使动物逃跑。

第五节 实验动物给药剂量的确定与计算

一、给药剂量的确定

药物的药理作用都是在一定剂量范围内产生的，如果剂量设计不当，有可能得出药物无效的结论，而实际上，药物可能有效，只是没有找到合适的剂量范围。进行实验设计时，经常会遇到如何确定药物剂量的问题。药物对于某种动物的适当剂量不能凭空推算。首先应该查阅该药的有关文献，了解前人的经验。如能查到用于同一目的的实验，且给相同种类动物用药的剂量，那就可以直接应用；有时查不到用于同一目的的实验的剂量，但能查到给相同种类动物相同给药途径的不同用药目的的剂量，也可以按照此文献剂量进行预实验；如在文献中查不到治疗剂量，但若知道 LD_{50}，也可先用 $1/10 \sim 1/3LD_{50}$来进行试验，最终找出有效剂量范围。

如果查不到待试动物的剂量，但知道其他动物或人用剂量，可通过换算得到所需动物的等效剂量。不同种类动物间用药剂量的换算，一般按单位体重所占体表面积的比值进行，如表 2 – 1 所示。

表 2 – 1 人和动物间按体表面积折算的等效剂量比值表

	小鼠（20g）	大鼠（200g）	豚鼠（400g）	家兔（1.5kg）	猫（2.0kg）	猴（4.0kg）	狗（12kg）	人（70kg）
小鼠（20g）	1.0	7.0	12.25	27.8	2.97	64.1	124.2	367.9
大鼠（200g）	0.14	1.0	1.74	3.9	4.2	9.2	17.8	56.0
豚鼠（400g）	0.08	0.57	1.00	2.25	2.4	5.2	4.2	31.5
兔（1.5kg）	0.04	0.25	0.44	1.0	1.08	2.4	4.5	14.2
猫（2.0kg）	0.03	0.23	0.41	0.92	1.0	2.2	4.1	13.0
猴（4.0kg）	0.016	0.11	0.19	0.42	0.45	1.0	1.9	6.1
狗（12kg）	0.008	0.06	0.10	0.22	0.23	0.52	1.0	5.1
人（70kg）	0.0026	0.018	0.031	0.07	0.078	0.16	0.32	1.0

例 某一降压药，大白鼠灌胃给药时的剂量为 200 mg/kg。请粗略估计狗灌胃给药时的剂量。如按表 2 – 1 进行计算，12 kg 狗的体表面积为 200g 大白鼠的 17.8 倍。200 g 大白鼠需给 $200 \times 0.2 = 40$ mg，于是狗的等效剂量应是$\frac{40 \times 17.8}{12} = 59.3$ mg/kg。

上述不同种类动物间剂量的换算法只能提供一个粗略的参考值。究竟是否有效，只有通过预试验才能了解。

二、药物浓度的计算

一定容积的溶液中所含溶质的量称为溶液浓度。常用的浓度表示方法有如下几种。

（一）百分比浓度

包括质量百分比浓度、质量－体积百分比浓度及体积－体积百分比浓度。所谓质量百分比浓度是指溶液的浓度用溶质的质量占全部溶液质量的百分比来表示。例如，5%的葡萄糖溶液就是表示 100 g 的溶液里，含有 5 g 的葡萄糖和 95 g 的水。计算公式为：

$$\text{质量百分比浓度} = \frac{\text{溶质的质量}}{\text{溶质的质量} + \text{溶剂的质量}} \times 100\%$$

质量－体积百分比浓度是指每 100 mL 溶液中所含溶质的克数，用“%”表示。例如，20%戊巴比妥钠溶液，即指 100 mL 溶液中有戊巴比妥钠 20 g。计算公式为：

$$\text{质量－体积百分比浓度（\%）} = \frac{\text{溶质的质量（g）}}{\text{溶液的体积（mL）}} \times 100\%$$

体积－体积百分比浓度，是指 100 mL 溶液中所含溶质的毫升数。如消毒用酒精的浓度为 75%，这表示在 100 mL 溶液中含有纯酒精 75 mL。计算公式为：

$$\text{体积－体积百分比浓度（\%）} = \frac{\text{溶质的体积（mL）}}{\text{溶液的体积（mL）}} \times 100\%$$

（二）比例浓度

药典中常见的比例浓度符号为 1∶X，即指 1g 固体或 1mL 液体溶质加溶剂配成 XmL 的溶液，叫做比例浓度。如不特别指定溶剂种类时，都是以蒸馏水为溶剂。例如，重碳酸钠 20 g 配成 400 mL 溶液的比例浓度如下：

$$\text{比例浓度} = 1:\frac{400}{20} = 1:20$$

（三）摩尔浓度

以 1L 溶液中所含溶质的摩尔数来表示溶液的浓度叫做摩尔浓度，用符号 mol/L 表示。

第六节　实验动物的麻醉方法

一、麻醉药的选择原则

在对动物进行手术之前，需将动物麻醉。由于不同种属动物对同一种麻醉药物的敏感性不同，而且各种麻药对动物的生理功能的影响和麻醉的时间也存在着差异，因此，根据实验的要求与动物种类的不同，选择适当的麻醉药对于保证实验的顺利进行和获得正确的实验结果，是十分重要的。

理想的麻醉药应具备以下三个条件：第一，麻醉效果好，使动物无痛，麻醉时间能满足实验要求；第二，对动物的副作用和对于所要观察的指标影响最小；第三，使用方便。

二、几种常用的麻醉药及其使用方法

在药理学教学实验中，常用的麻醉药物有氨基甲酸乙酯、氯醛糖、巴比妥类等。

1．氨基甲酸乙酯　也称乌拉坦（Urethane）。多数动物实验都可使用，但常用于小动物的麻醉。猫和家兔可采用静脉注射、腹腔注射或直肠灌注等多种途径给药。优点是价格低廉，使用简便，易溶于水，且麻醉过程较平稳，动物无明显挣扎现象。缺点是苏醒慢，麻醉深度较难掌握。使用时可配制成10%～25%浓度的溶液。猫与家兔的给药剂量为0.75～1 g/kg，蛙类为2 g/kg，鸟类为1.25 g/kg。

2．巴比妥类　常用的巴比妥类药物有两种，戊巴比妥钠（sodium pentobarbital）和硫喷妥钠（sodium pentothal）。戊巴比妥钠为白色粉末，用时配成2%的水溶液，静脉或腹腔注射。动物麻醉后，常因麻醉药的作用及肌肉松弛和皮肤血管扩张，致使体温缓慢下降，故应设法保温。一次给药的麻醉时间为3～5小时，使用剂量见表2－2。

表2－2　不同动物的戊巴比妥钠麻醉剂量

动物	狗	猫	兔	鼠
每公斤体重用量	25～35 mg	40 mg	35 mg	35～50 mg

硫喷妥钠，为浅黄色粉末，其水溶液不稳定，故需在临用前配制，常用浓度为2.5%～3%，静脉注射。一次给药的麻醉时效仅为0.5～1小时，故在时间较长的实验中需重复给药，以维持一定的麻醉深度，各种动物的使用剂量见下表。

表2－3　不同动物的硫喷妥钠麻醉剂量

动物	狗	猫	兔
每公斤体重用量	16～25 mg	16～25 mg	7～10 mg

3．氯醛糖　本药溶解度较小，常配制成1%的水溶液；使用前需先在水浴中加热，促进其溶解，但加热温度不宜过高以免降低药效。用量为80～100 mg/kg，经静脉或腹腔给药。

4．乙醚　乙醚是吸入性麻醉药之一，可用于各种动物，尤其适用于短时间的手术或操作。在用乙醚麻醉小动物时，可将动物放入密闭的玻璃缸中，再将浸乙醚的纱布或脱脂棉放入玻璃缸中，待动物倒下后数分钟即可将动物取出，进行手术等操作。麻醉时间不可过长，以免过量致死。用乙醚麻醉狗时，可根据狗的大小选择合适的麻醉口罩，放入浸润乙醚的纱布。动物吸入乙醚后，常先有一个兴奋期，开始挣扎，同时呼吸变得不规则，此时应立即移开口罩，待动物呼吸恢复后，再继续吸入麻醉。度过兴奋期后，麻醉将逐渐加深，动物呼吸也趋平稳，肌张力逐渐降低，瞳孔缩小。如角膜反射消失，则表示麻醉较深。

乙醚麻醉深度较易掌握，比较安全，术后动物苏醒较快是其优点。缺点是：麻醉初期有兴奋现象；乙醚可刺激呼吸道，促进黏液分泌增加，易阻塞呼吸道而发生窒息，可于麻醉前皮下注射阿托品0.1～0.3 mg/kg，以对抗乙醚刺激呼吸道分泌黏液的作用。

三、使用麻醉药的注意事项

1．不同动物个体对麻醉药的耐受性是不同的。因此，在麻醉过程中，除参照上述的一般用量标准外，必须密切注意观察动物的状态，以决定麻醉药的用量。静脉麻醉时，注射速度应当缓慢。动物达到最佳麻醉效果的表现是：皮肤夹捏反射消失，肢体肌肉松弛，呼吸节律变得深慢而平稳，角膜反射迟钝，肢体呈自然倒下。

2．麻醉过量时，应根据动物的表现而采取不同的处理办法：若动物呼吸极慢且不规则，但血压或脉搏仍属正常时，可行人工呼吸和注射苏醒剂；若动物呼吸停止，血压下降，舌头开始由红变紫，但仍有心跳时，可进行人工呼吸，同时静脉注射适量温热的50%葡萄糖，1:10 000的肾上腺素以及苏醒剂。常用的苏醒剂有咖啡因（1mg/kg）、可拉明（2～5mg/kg）和山梗菜碱（0.3～1mg/kg）等，使用时可通过肌肉注射或静脉给药。

3．如动物麻醉过浅，可临时补充麻醉药，但一次补药剂量不宜超过总量的1/5。

第七节　实验动物被毛的去除方法

动物的被毛有时能影响实验操作和观察结果，因此常需去除或剪短动物的被毛。除毛的方法有剪毛、拔毛和脱毛三种。

1．剪毛

一些对无菌条件要求不十分严格的手术前以及给犬等大动物静脉注射之前等许多情况，都需要用弯剪刀剪去切口部位的被毛。剪毛时要把剪刀贴近皮肤，不能用手提起被毛，以免剪破皮肤。

2．拔毛

给兔耳缘静脉注射或取血时，应将局部被毛拔除，以便于操作。另外，拔除被毛时会刺激耳缘静脉而使其更加充盈。

3．脱毛

脱毛系指用化学品脱去动物的被毛，适用于无菌手术野的准备、观察动物局部皮肤血液循环和病理变化以及贴剂等皮肤给药。常用的脱毛剂有以下三种：

(1) 硫化钠 3 g，肥皂粉 1 g，淀粉 7 g，加水适量调成糊状；

(2) 淀粉 7 g，糖 4 g，甘油 5 g，硼砂 1 g，加水 75 mL；

(3) 硫化钠 8 g，溶于 100 mL 水中。

以上脱毛剂配方可用于家兔、大白鼠和小白鼠等小动物。

（邹莉波）

第三章　基础性实验

实验一　敌百虫半数致死量的测定

【目的和原理】掌握药物半数致死量（LD_{50}）的测定方法；掌握简化机率单位法的计算方法；了解急性毒性实验的相关内容及新药安全性评价的内容。

药物的急性毒性常以 LD_{50}来表示，即能够引起试验动物一半死亡的剂量。在实验设计合理并严格掌握实验技术的条件下，药物致死量的对数大多在半数致死量的上下形成常态分布。通过计算可求出 LD_{50}。

【实验对象】小白鼠，体重 18～22 g，雌雄各半。

【实验药品】5%敌百虫溶液、苦味酸溶液。

【实验器材】注射器、鼠笼、天平。

【实验方法】简化机率单位法。

1．探索剂量范围：取小白鼠 12～15 只，以 3 只为一组，分为 4～5 组，选择一系列剂量，分别按组腹腔注射敌百虫溶液，观察出现的症状并记录死亡动物数，找出引起10%和 90%死亡率剂量的所在范围。

2．正式实验：在预备实验所获得的 10%和 90%致死量的范围内，选用几个等比级剂量，0.10 mL/10 g、0.12 mL/10 g、0.14 mL/10 g，0.17 mL/10 g、0.20 mL/10 g、0.24 mL/10 g（剂量间的比例一般用 1∶0.7～1∶0.85），使一半组数死亡率在 10 %～50 %，另一半组数死亡率在 50%～90 %之间，各组的动物数应相等，一般每组可用 10～20 只，动物的体重和性别要均匀分配。完成动物分组和剂量计算后按组腹腔注射给药。

3．给药后观察并记录中毒症状，60 分钟后清点各组动物的死亡数，计算敌百虫的 LD_{50}、LD_{50}的可信限和可信限率。

【实验结果】将给药剂量（需将剂量单位换算为 mg/kg）、动物死亡数及死亡率等填入下表，然后根据下述公式计算 LD_{50}值、LD_{50}可信限及可信限率。

组别	剂量 D	对数剂量 X	死亡数	死亡率	机率单位 Y	权重系数 Wc	权重 W
1							
2							
3							
4							
5							

用两个剂量时

$$LD_K = \log^{-1}\left[\frac{I \times (Y_K - Y_1)}{Y_2 - Y_1} + X_1 + \frac{I}{2}\right]$$

$$S_{LD_K} = \frac{2.3 \times I \times LD_K}{(Y_2 - Y_1)^2} \cdot \sqrt{\frac{4(Y_K - Y_1)^2 + (Y_2 - Y_1)^2}{\sum W}}$$

用三个剂量时

$$LD_K = \log^{-1}\left[\frac{2I \times (Y_K - \overline{Y})}{Y_3 - Y_1} + X_2\right]$$

$$S_{LD_K} = \frac{4.6 \times I \times LD_K}{(Y_3 - Y_1)^2} \cdot \sqrt{\frac{6(Y_K - \overline{Y})^2 + (Y_3 - Y_1)^2}{\sum W}}$$

用四个剂量时

$$LD_K = \log^{-1}\left[\frac{10 \times I \times (Y_K - \overline{Y})}{3(Y_4 - Y_1) + (Y_3 - Y_2)} + X_2 + \frac{I}{2}\right]$$

$$S_{LD_K} = \frac{23 \times I \times LD_K}{[3(Y_4 - Y_1) + (Y_3 - Y_2)]^2} \cdot \sqrt{\frac{80(Y_K - \overline{Y})^2 + [3(Y_4 - Y_1) + (Y_3 - Y_2)]^2}{\sum W}}$$

用五个剂量时

$$LD_K = \log^{-1}\left[\frac{10 \times I \times (Y_K - \overline{Y})}{2(Y_5 - Y_1) + (Y_4 - Y_2)} + X_3\right]$$

$$S_{LD_K} = \frac{23 \times I \times LD_K}{[2(Y_5 - Y_1) + (Y_4 - Y_2)]^2} \cdot \sqrt{\frac{50(Y_K - \overline{Y})^2 + [2(Y_5 - Y_1) + (Y_4 - Y_2)]^2}{\sum W}}$$

LD_K 的可信限 $= LD_K \pm 1.96 S_{LD_K}$ （P =0.95）

$= LD_K \pm 2.58 S_{LD_K}$ （P =0.99）

LD_K 的可信限率 $= \dfrac{1.96 S_{LD_K}}{LD_K}$ （P=0.95）

$= \dfrac{2.58 S_{LD_K}}{LD_K}$ （P=0.99）

X_1、X_2：剂量的对数，从小剂量到大剂量

P_1、P_2：各剂量组的动物死亡率

Y_1、Y_2：各剂量组的动物死亡率转换成机率单位

Wc：权重系数

W：权重　　W = n·Wc（各组动物数×权重系数）

n：各组动物数　N：组数

I：剂量间比值的对数

例：某批胆碱酯酶复活剂 DMO4－Cl_2 腹腔注射给予小白鼠后，观察 14 天内的死亡率，试计算其半数致死量和可信限。

剂量 D mg/kg	对数剂量 X	死亡数	死亡率	机率单位 Y	权重系数 Wc	权重 W
100	2.0000	1/10	10%	3.72	0.343	3.43
125	2.0969	6/10	60%	5.25	0.621	6.21
156	2.1937	9/10	90%	6.28	0.343	3.43
Σ				15.25		13.07

$$I = \log\frac{125}{100} = 2.0969 - 2.0000 = 0.0969$$

$$\overline{Y} = \frac{\sum Y}{N} = \frac{15.25}{3} = 5.08$$

$$LD_{50} = \log^{-1}\left[\frac{2I \times (Y_K - \overline{Y})}{Y_3 - Y_1} + X_2\right]$$

$$= \log^{-1}\left[\frac{2 \times 0.0969 \times (5 - 5.08)}{6.28 - 3.72} + 2.0969\right]$$

$$= \log^{-1}(2.0969 - 0.0061) = \log^{-1}2.0908 = 123.2\text{mg/kg}$$

$$S_{LD_{50}} = \frac{4.6 \times I \times LD_K}{(Y_3 - Y_1)^2} \cdot \sqrt{\frac{6(Y_K - \overline{Y})^2 + (Y_3 - Y_1)^2}{\sum W}}$$

$$= \frac{4.6 \times 0.0969 \times 123.2}{(6.28 - 3.72)^2} \cdot \sqrt{\frac{6(5 - 5.08)^2 + (6.28 - 3.72)^2}{13.07}}$$

$$= \frac{54.915}{6.5536} \cdot \sqrt{\frac{6.592}{13.09}} = 8.379 \times 0.7096 = 5.946$$

LD_{50}的可信限 $= 123.2 \pm 1.96 \times 5.946 = 123.2 \pm 11.6$ mg/kg　　（P = 0.95）

LD_K 的可信限率 $= \frac{11.6}{123.2} = 0.094 = 9.4\%$

【注意事项】

给药剂量要准确；实验室尽量保持安静；注意观察给药后的各种反应。

（韩冬云　贾建辉）

实验二　戊巴比妥钠的抗惊厥作用

【目的和原理】学习制做动物惊厥模型及研究抗惊厥药的实验方法；观察戊巴比妥钠对尼可刹米致惊厥的保护作用；学习 χ^2 检验。

尼可刹米是直接兴奋呼吸中枢的药物，剂量过大时通过增强中枢神经系统兴奋性而引起惊厥反应。戊巴比妥钠促进中枢 GABA 与 $GABA_A$ 受体的结合，促进 Cl^- 内流，从而具有抗惊厥作用。

【实验对象】小白鼠，雌雄均可，体重 18~22 g。

【实验药品】0.5 %戊巴比妥钠溶液、5 %尼可刹米溶液、生理盐水。

【实验器材】天平、鼠笼，注射器。

【实验方法】

1. 取小鼠 8 只，称重，标记，按体重随机分为两组。实验组腹腔注射戊巴比妥钠 50 mg/kg（0.5 %溶液 0.1 mL/10 g），对照组腹腔注射等容量生理盐水。

2. 20 分钟后依次给每只鼠皮下注射 5 %尼可刹米溶液 0.15 mL/10 g。观察 30 分钟，记录出现后肢强直的动物个数。

【实验结果】汇总全班实验结果，填入四格表，根据下列公式进行差值的显著性检验—χ^2检验。

$$\chi^2 = \frac{(ad - bc)^2 \cdot n}{(a+b)(c+d)(a+c)(b+d)}$$

n：动物总例数

四格表

组别	阳性	阴性	合计
用药组	a	b	a + b
对照组	c	d	c + d
合计	a + c	b + d	a + b + c + d = n

自由度 n' = （行数 − 1）·（列数 − 1）

查 χ^2 表

【注意事项】

给药后应保持室内安静，避免刺激实验动物。

（韩冬云　贾建辉）

实验三　吗啡的镇痛作用

一、热板法

【目的和原理】掌握用热板法测试镇痛药物的方法；观察吗啡的镇痛作用。

将小鼠置于一定温度的热板上，热刺激小鼠足部产生痛反应，即舔后足反应。以小鼠出现舔后足的时间作为痛反应指标（痛阈值），判断药物是否具有镇痛作用。

【实验对象】小白鼠，雌性，体重 18～22 g。

【实验药品】0.1%盐酸吗啡、生理盐水。

【实验器材】恒温水浴、鼠笼、天平、注射器、热板。

【实验方法】

1．取小白鼠 10 只，编号、称量体重。

2．将恒温水浴调节至 55±0.5℃。将小鼠放于热板上，记录自放入热板至出现舔后足所需时间（s）作为该鼠的痛阈值。凡痛阈值在 10～30 s 之间为合格。取筛选合格的小鼠 6 只，随机分成两组，测定各小鼠的正常痛反应（舔后足）时间，各测 2 次，每次间隔 5 min，求平均值作为该鼠给药前痛阈值。

3．给药组小鼠腹腔注射盐酸吗啡 0.15 mg/10 g（0.1%溶液 0.15 mL/10 g）。对照组小鼠腹腔注射生理盐水 0.15 mL/10 g。给药后 15、30、45、60 及 90min 分别测定痛反应时间。如小鼠在热板上 60 s 仍无痛反应，应立即取出，按 60 s 计。

【实验结果】填表计算出用药后不同时间的痛阈提高百分率。以痛阈提高百分率作纵坐标，给药后时间作横坐标，绘出各药镇痛作用的药－时曲线，加以分析讨论。

$$痛阈提高百分率=\frac{用药后痛反应时间-用药前平均痛反应时间}{用药前平均痛反应时间}\times 100\%$$

鼠号	体重（g）	药物剂量（mg/kg）	痛反应时间（s）					
			用药前平均值	15min	30min	45min	60min	90min
1								
2								
3								
4								
5								
6								

【注意事项】

1．热板法个体差异大，应筛选实验动物，对热刺激反应过敏、迟钝或跳跃者则剔除不用。

2．小白鼠以雌性为好，雄性小白鼠遇热时阴囊松弛，与热板接触而反应过敏（易致跳跃），常影响实验结果。

3．室温在 13 ~ 18 ℃，动物对痛反应时间波动较小，实验时宜将温度控制在此范围内。

二、扭体法

【目的和原理】掌握用扭体法测试镇痛药物的方法；观察吗啡的镇痛作用。

应用一些化学刺激物注入小鼠腹腔内，引起深部的大面积而较持久的疼痛刺激，致使小鼠产生扭体反应。以小鼠出现扭体次数作为痛反应指标，判断药物是否具有镇痛作用。

【实验对象】小白鼠，雌雄均可，体重 18 ~ 22 g。

【实验药品】0.1%盐酸吗啡溶液、4%阿司匹林混悬液、0.6%醋酸溶液、生理盐水。

【实验器材】天平、注射器、鼠笼。

【实验方法】取小鼠 6 只，称重，标记，分为 3 组，每组 2 只。甲组小鼠皮下注射盐酸吗啡 0.15 mg/10g（0.1%溶液 0.15 mL/10 g），乙组小鼠灌胃阿司匹林 6 mg/10 g（4%混悬液 0.15 mL/10g），丙组小鼠皮下注射生理盐水 0.15 mL/10g。半小时后各鼠分别腹腔注射 0.6%醋酸溶液 0.2 mL/只，观察并记录 15 min 内出现扭体反应的次数。扭体反应的表现为腹部收缩、躯体扭曲、后肢伸展及蠕行等。

【实验结果】汇集全班的结果，填入下表，对扭体次数进行 t – test，并计算药物镇痛百分率。

$$镇痛率 = \frac{对照组扭体次数 - 给药组扭体次数}{对照组扭体次数} \times 100\%$$

编号	对照组扭体次数	给药组扭体次数
1		
2		
3		
4		
5		
6		
7		
8		

【注意事项】

1．0.6%醋酸溶液必须临用前新配制，并注意瓶盖的密封。存放过久或使用过程中未及时将瓶盖盖紧，会使其作用减弱。

2．室温以 20℃为宜，小鼠体重不宜过轻，否则扭体反应出现率低。

3．镇痛百分率大于 50%时，通常才能认为有镇痛效力。

（韩冬云　贾建辉）

实验四　药物的解热作用

【目的和原理】注射伤寒副伤寒菌苗使家兔发热，以观察解热镇痛药的解热疗效，并与糖皮质激素的解热作用相比较。

【实验对象】家兔，雌雄均可，体重 2～3kg。

【实验药品】肛表、婴儿秤、兔固定箱、注射器（2mL、5mL）、酒精棉球、注射用生理盐水、5%氨基比林注射液、地塞米松磷酸钠注射液、伤寒副伤寒菌苗、石蜡油。

【实验方法】取家兔三只，称重，分别测其正常体温。甲、乙、丙三兔分别耳静脉注射伤寒副伤寒菌苗 0.5mL/kg。待体温比原来升高 1 ℃以上时（约需 0.5～1 小时），再分别给药：甲兔腹腔注射生理盐水 2mL/kg 作对照，乙兔腹腔注射地塞米松磷酸钠注射液 2.5 mg/kg，丙兔腹腔注射氨基比林溶液 100mg/kg。

给药后第 30、60 及 120 分钟各测量体温一次，比较三兔给药前后的体温变化。

【实验结果】将实验结果填入下表，汇总全班实验结果，进行组间 t 检验，并以体温为纵坐标，以时间为横坐标作折线图，分析药物的时效关系。

兔号	体重（kg）	疫苗注射量（mL）	药物及剂量	体温℃				
				正常	发热	用药后		
						30′	60′	120′

【注意事项】

1. 保持实验室内安静。测温及给药时，勿使家兔挣扎以致影响体温。

2. 同一只兔应用同一只肛表，测体温前将水银柱用力甩至 35 ℃以下，测量条件要一致。

3. 家兔应健康，体重在 1.5 kg 以上，体温在 38.5～39.5 ℃为宜。

（韩冬云　贾建辉）

实验五　药物对离体豚鼠心脏冠脉流量的影响

【目的和原理】 学习离体心脏冠脉灌流的实验方法；观察几种药物对豚鼠冠脉流量的影响；学习自身对照的 t 检验方法。

离体心脏通过主动脉插管，将恒温恒压的灌流液由冠状动脉灌流整个心肌，然后灌流液经冠状静脉窦从右心房流出，收集灌流液的多少，可以反映冠脉流量。

【实验对象】 豚鼠，雌雄均可，体重 250～350g。

【实验药品】 任洛氏营养液、10μg/mL 硫酸异丙肾上腺素（ISO）、复方丹参注射液、0.1U/mL 脑垂体后叶素（Pit）。

【实验器材】 灌流瓶，恒压管，超级恒温水浴，心脏保温套管，主动脉插管，温度计，供氧装置，手术器械，培养皿，量筒，注射器。

【实验方法】

1．调节仪器

①水浴温度 37±0.5℃；

②恒压管的液面高度，使液面高出主动脉根部 40～60cm；

③管道内全部充满任氏液，主动脉插管排气泡；

④通 O_2：2～3 个气泡/s。

2．离体心脏制备　将豚鼠击昏（勿过重致死），于剑突处剪口，剪开胸腔，暴露心脏，轻轻提起心脏，用弯剪刀剪断血管及连接组织，尽量使主动脉多保留一些，备插管时用。将心脏置于冷任洛氏液中，轻轻挤压心脏，排出余血。

3．固定标本　用两小镊子提起主动脉残端，将其套在插管上并结扎固定，置保温套管内，打开弹簧夹，使任洛氏液经主动脉达冠状动脉流入心脏而入右心房，从腔静脉及肺动脉的断端流出。

4．冠脉流量的测定

①稳定标本 5～10min，测量连续 3min 的每分钟流量。若 3 次数值近似，差值小于 0.5mL，即已稳定，以均值为给药前正常值（一般 5～10mL/min 为宜）。

②给药　从插管的侧支依次注入被试药，测定给药后的每分钟流量。找到极值（最大或最小）后，按①操作，待标本稳定后做下一药。给药顺序为：复方丹参注射液 0.3mL，ISO 0.2mL，Pit 0.2mL。

【实验结果】

1．汇集全班数据，按下表列出实验结果

	每分冠脉流量（mL/min）								
	复方丹参			ISO			Pit		
	药前均值	药后极值	差值	药前均值	药后极值	差值	药前均值	药后极值	差值
1									
2									
3									
4									
5									
6									
7									
8									
d									
S_d									

2．做自身对照 *t* 检验

$$t=\frac{\bar{d}-0}{S_{\bar{d}}}=\frac{\bar{d}}{S_{\bar{d}}}$$

$$S_{\bar{d}}=\sqrt{\frac{\sum d^2-(\sum d)^2/n}{n(n-1)}}$$

$\bar{d}$ ——给药前后的差值均数；

$S_{\bar{d}}$——差值标准误；

n ——实验例数。

3．计算冠脉流量增加百分率

$$冠脉流量增加百分率=\frac{给药后极值-给药前均值}{给药前均值}\times 100\%$$

【注意事项】

1．制备离体心脏时不要伤及窦房结，操作要迅速。

2．动脉插管不宜过深，以免堵住冠脉开口。

（韩冬云　贾建辉）

实验六　洋地黄对心电图的影响

【目的与原理】学习用心电图描记法考察药物对心律影响的方法，观察洋地黄中毒时几种典型心电图的变化。

中小剂量的洋地黄制剂先引起T波压低或倒置、S－T段降低，继而出现P－R间期延长（房室传导减慢）、Q－T间期缩短（心室不应期缩短）、P－P间距增大（心率变慢）等表现。更大剂量引起P波与QRS波融合及室性早搏、二联律、三联律等种种异常波形。最后出现心室纤颤而死亡。

【实验对象】猫或豚鼠1只。

【实验药品】20%乌拉坦溶液、0.05～0.10U/mL洋地黄酊稀释液（以洋地黄酊加适量生理盐水稀释而成）。

【实验器材】心电图机、针型记录电极、静脉插管、铁架台、碱式滴定管、手术器械。

【实验方法】取猫或豚鼠1只（雌性应无孕）。称重后腹腔注射乌拉坦1g/kg（20%乌拉坦溶液5mL/kg），使之麻醉，背位固定于手术板上。切开一侧的腹股沟皮肤，分离出股静脉，安插于输液器相连接的静脉插管，以备注入药液（如用豚鼠，药液由外颈静脉输入）。

将针型记录电极按红、黄、绿、黑分别安插于动物右前肢、左前肢、左后肢、右后肢，选用标准Ⅱ导联、纸速50mm/s。先描记一段正常心电图，然后按每分钟1mL速度连续向股静脉内输入洋地黄溶液，并每隔2min记录心电图一次，直至心脏停搏，记录输入的洋地黄溶液的总量。计算出使动物致死的每公斤体重所需的洋地黄单位数。

【实验结果】

洋地黄剂量	心电图变化

【注意事项】

本实验最好用猫进行，因猫对于强心苷类比较敏感，且心率较慢，心电图的波形容易辨认。豚鼠也可用。家兔对强心苷敏感性较差，而大白鼠的敏感性只及猫的1/100，不宜采用。

（马恩龙）

实验七 利多卡因的抗心律失常作用

【目的和原理】学习氯化钡诱发大鼠心律失常的方法并观察利多卡因的抗心律失常作用。

氯化钡能促进浦氏纤维的钠离子内流，提高舒张期的除极速率，从而诱发室性心律失常（表现为室性早搏、二联律、室性心动过速、心室纤颤等）。利多卡因可抑制浦氏纤维钠离子内流，治疗氯化钡诱发的心律失常。

【实验对象】大白鼠，雌雄均可，体重 200～250g。

【实验药品】10% 水合氯醛、0.4% 氯化钡、0.5% 盐酸利多卡因。

【实验器材】RM6240 多媒体生物信号记录分析系统、PC80586 计算机、天平、大鼠手术台、生物电输入电缆、注射器（1 mL）、手术剪、眼科镊子。

【实验方法】

1．调试 RM6240 系统，使进入心电测定状态。

2．操作及给药 取大鼠 16 只，称重，编号，随机分为给药组及氯化钡模型组，每组 8 只。各实验小组先取氯化钡模型组大鼠一只，腹腔注射水合氯醛 0.3 mL/100 g，待麻醉后背位固定于手术台上。在大鼠任意侧的腹股沟部位，用手触得股动脉搏动处，剪去被毛，纵切皮肤 2cm，暴露出股静脉。插入与注射器相连的头皮静脉注射针，以备注射药物。把生物电电缆的正极（红色）接左下肢，负极（绿色）接右上肢，参考极（黑色）接右下肢。描记一段正常Ⅱ导联心电图，然后股静脉注射氯化钡 0.1 mL/100g，再推入生理盐水 0.5 mL。立即记录心电图 30s，以后每隔 1min 再记录 10s 直至 10min。同时密切监视心电图变化，直至恢复窦性心律，记录此时间为心律失常的持续时间。

另取给药组大鼠一只，同上操作，用水合氯醛麻醉并用氯化钡诱发心律失常。当大鼠出现心律失常后立即由股静脉注射盐酸利多卡因 0.1 mL/100g，然后推入生理盐水 0.5mL。记录并监视心电图，同样记录心律失常的持续时间。

【实验结果】

1．在主菜单下选择“数据编辑”命令，然后通过剪切，选择剪切区域，将记录结果编辑在一个或两个屏幕中。

在主菜单下打印项进行打印模式设置，记入测量及实验信息后，预览，打印。描记两只大鼠出现的心电图变化，并以文字加以叙述，对加入药物后的反应进行适当的讨论。

2．统计全班记录的心律失常持续时间，对结果进行组间对照 t 检验。

（1）假设对照组与给药组间无差别

（2）计算 t 值

$$s_{(\bar{x}_1-\bar{x}_2)}=\sqrt{\frac{(n_1-1)s_1^2+(n_2-1)s_2^2}{n_1+n_2-2}\times\frac{n_1+n_2}{n_1n_2}}$$

$$t=\frac{\left|\bar{x}_1-\bar{x}_2\right|}{s_{(\bar{x}_1-\bar{x}_2)}}$$

$n' = n_1 + n_2 - 2$，查 t 值表

（3）确定P值

【注意事项】

1．在推注利多卡因前应记录一小段氯化钡所致心律失常曲线。

2．由于利多卡因起效极快，应在推注利多卡因的过程中即开始记录心电图。

（尤越人）

实验八　可待因的镇咳作用

一、小鼠氨水引咳实验

【目的和原理】 学习用氨水引咳的方法；观察可待因的镇咳作用。

小鼠吸入氨水后，刺激呼吸道黏膜感受器，反射性地引起咳嗽。

【实验对象】 小白鼠，雌雄均可，体重 18～22g。

【实验药品】 0.3%磷酸可待因、生理盐水、浓氨水。

【实验器材】 鼠笼、天平、棉花、大烧杯。

【实验方法】 每实验小组 4 只小鼠，称重、标记，随机分为两组，每组 2 只。实验组灌胃 0.3%磷酸可待因 0.2mL/10g，对照组灌胃等容积的生理盐水。给药后 30min 将动物放入倒置的大烧杯中（烧杯中放置一棉球，用注射器取 0.2mL 浓氨水注入棉球中），立即记录小鼠的咳嗽潜伏期和 2min 内的咳嗽次数。

【实验结果】 汇总全班的实验结果，填入下表。作咳嗽潜伏期和咳嗽次数的组间 t－检验。

编号	对照组		可待因组	
	咳嗽次数	潜伏期	咳嗽次数	潜伏期
1				
2				
3				
4				
5				
6				
7				
8				

【注意事项】

1．每只小鼠放入烧杯中时都要换新棉球，而且浓氨水的量要准确。

2．观察并记录小鼠咳嗽时，最好要两个人在不同的角度同时进行观察，并且视线要与小鼠的嘴在同一水平，以免漏记。

二、豚鼠枸橼酸引咳实验

【目的和原理】 学习用枸橼酸引咳的方法；观察可待因的镇咳作用。

枸橼酸是一种较强的化学刺激物，豚鼠吸入枸橼酸后，作用于呼吸道黏膜感受器，反射性地引起咳嗽。如果药物能抑制呼吸道黏膜感受器或能抑制咳嗽中枢，可使其发生咳嗽的潜伏期延长或使其咳嗽次数减少。

【实验对象】 豚鼠，雌雄均可，体重 200～250g。

【实验药品】 0.3%磷酸可待因、17.5%枸橼酸、生理盐水。

【实验器材】 超声波雾化器、玻璃钟罩、秒表。

【实验方法】

1．选取 5 min 内咳嗽次数不少于 10 次的豚鼠，随机分为生理盐水对照组和可待因组，每组动物 8 只。

2．给药：实验组 i.g. 可待因 0.2mL/10g，对照组 i.g. 生理盐水 0.2 mL/10g。

3．给药后 30min 将豚鼠置于 3 L 容积的玻璃罩内，接受 17.5%枸橼酸溶液恒压喷雾 10s，观察和记录各组豚鼠的咳嗽潜伏期和 2min 内的咳嗽次数。

【实验结果】 汇总全班的实验结果，做咳嗽潜伏期和咳嗽次数的 t－检验。

编号	对照组		可待因组	
	咳嗽次数	潜伏期	咳嗽次数	潜伏期
1				
2				
3				
4				
5				
6				
7				
8				

【注意事项】

1．需在实验前一日对豚鼠进行预选，5min 内咳嗽少于 10 次者不用。

2．豚鼠接受枸橼酸喷雾时间的长短可以是 10s、20s、30s，也可以是 60s；记录咳嗽次数的时间可以是 2min、3min，也可以是 5 min。

3．枸橼酸喷雾量对实验结果影响很大，每只鼠的喷雾量要一致，每作完一只鼠，应注意将玻璃钟罩内的枸橼酸吹干净。实验时，最好将药物组与对照组交叉进行。

（韩冬云　贾建辉）

实验九　药物对离体气管平滑肌的影响

【目的和原理】学习离体气管的实验方法，观察药物对气管平滑肌的作用。

本法是常用的筛选平喘药的实验方法之一，豚鼠的气管对药物的反应较其他动物更敏感，且更接近于人的气管，故作为常用的标本。可制成气管片、气管环、气管连环、气管螺旋条等，在体外适宜的条件下，向浴槽营养液中加入药物，用换能器－记录仪可记录气管平滑肌的收缩或舒张情况。

【实验对象】豚鼠，雄性，体重 350～500g。

【实验药品】硫酸沙丁胺醇、受试药、氯化钠、氯化钾、碳酸氢钠、葡萄糖、氯化钙、硫酸镁、磷酸二氢钠、磷酸组织胺、克－亨氏营养液（1L 溶液中含有 NaCl 6.92 g，KCl 0.35g，$CaCl_2$ 0.28g，KH_2PO_4 0.16 g，$MgSO_4·2H_2O$ 0.29 g，$NaHCO_3$ 2.1g，Glucose 2.0g）。

【实验器材】恒温水浴器、RM6240BD 型多道生理信息采集处理系统、麦式浴槽、张力换能器、微调定位器、氧气瓶、L 型氧气钩、手术器械、精密 pH 试纸（6.4～8.0）、铁支架、铁三足架、铁圈、双凹夹、弹簧夹、注射器（0.25mL、0.5mL、1.0mL、2.5mL、5.0mL）、烧杯（500mL、1000mL）。

【实验方法】

1．实验仪器的调节

将恒温水浴恒定在 37±0.5℃，打开 RM6240BD 型多道生理信息采集处理系统及张力换能器，使之稳定，记录 0.5 g 负荷时曲线升高的高度。

2．气管片的制备

将豚鼠击毙，立即剪开颈部皮肤，分离皮下组织，暴露气管，自甲状软骨至气管分叉处剪下全部气管，迅速将其放入盛有克－亨氏营养液的培养皿中，仔细剪除气管周围组织，然后沿气管的腹面（软骨环面）纵向切开，再以 2～3 个软骨环的间隔行横切，即成气管片标本。

将气管片放入盛有 20mL（麦氏浴槽应预先做好标记，保证每次浴槽中溶液均为 20 mL）克－亨氏营养液的麦氏浴槽中，下端穿一短线固定在 L 型通气钩上，上端穿一较长的线连至张力换能器上，描记气管收缩曲线。浴槽温度控制在 37℃，浴槽内持续供氧，保持每分钟 40～60 个气泡，调前负荷为 0.5 g。标本平衡 1 h 后，用组胺使气管片收缩到最大效应的 50%，然后加入药物，观察其对组胺所致离体气管收缩的拮抗作用。每次实验开始时要加入组胺，记录其收缩高度，然后浸洗 1～2 次，基线稳定后再加入组胺，看其收缩高度是否与上次相同，若差别不大，则开始正式实验。

3．测定药物的作用

气管片在浴槽中稳定 30 min 后，给磷酸组胺使浴槽终浓度为 1×10^{-5}mol/L，曲线达到最大值时冲洗至基线，再给同浓度的磷酸组胺，如此直至曲线达到的最大值基本相同，视气管为稳定。加入硫酸沙丁胺醇（1×10^{-3}mol/L）0.16 mL，则其浴槽终浓度为 8×10^{-6} mol/L。稳定 5min 后，观察并记录曲线变化。每加入一个药物之前，冲洗 1～2 遍，使曲线基本恢复到基线位置。以磷酸组胺收缩幅度为100%，计算不同药物作用下，气管的舒张百分率。

【实验结果】 加入药物后的曲线高度用来反映其对组胺所致离体气管收缩的拮抗作用大小。以沙丁胺醇为阳性药物，作为参比对象。以下式计算舒张百分率：

$$\text{舒张百分率} = \frac{\text{组胺收缩曲线高度} - \text{加药后曲线高度}}{\text{组胺收缩曲线高度}}$$

【注意事项】

1．分离气管及制作气管片时，动作要快而轻，切勿用镊子伤及气管平滑肌。

2．供氧要充分，如基线升高不易恢复到原水平时，可充分供氧，多平衡一段时间。

3．配制营养液时，器皿及用水一定要洁净，不要带入杂质，才可保证气管平滑肌能维持良好的状态。

（张予阳）

实验十 大鼠肝脏过氧化物测定

【目的和原理】 学习测定过氧化脂质的方法，观察药物的抗氧化作用。

自由基的过氧化作用与许多疾病的发生、发展及衰老密切相关。自由基可使脂类形成脂质过氧化物（过氧化脂质）。过氧化脂质进一步分解为丙二醛，后者与硫代巴比妥酸反应生成粉红色化合物，可用分光光度计进行定量测定。四乙氧基丙烷在上述反应的同一条件下也可产生丙二醛。因此用四乙氧基丙烷作为标准品。

【实验对象】 大白鼠，雌雄均可，体重 250～300g。

【实验药品】 20%三氯醋酸、0.67%硫代巴比妥酸、维生素 C。

【实验器材】 恒温水浴振荡器、离心机、旋涡振荡器、高速组织匀浆机、722 分光光度计、恒温水浴、定量移液器（1mL、0.5mL、0.1mL）、离心管（10mL）、试管架、小烧杯、记号笔、量筒（250mL）、手术剪刀（直）、眼科镊子、滤纸、天平。

【实验方法】

1．将大白鼠断头处死后，迅速取出肝脏，用滤纸吸去残血，称取 10 g，剪成小碎块，加少量生理盐水，用匀浆机制肝匀浆（8000～10000r/mim）后，加生理盐水至 200mL（即 5%肝匀浆）。

2．将离心试管编号，取大鼠肝匀浆 1.5 mL 分别加入离心试管内。实验管分别加入不同浓度的维生素 C 0.1 mL，对照管加入 0.1 mL 生理盐水。另设空白管（此管在光电比色计调零时用），加入 1.5 mL 20%三氯醋酸及 0.1 mL 生理盐水。

3．上述各管放于恒温水浴振荡器中，在 37℃条件下振荡温育 1.5h。

4．取出后加入 1.5 mL 20%三氯醋酸（除空白管外）。混匀后静置 10min，离心 3000r/min、10min。

5．取上清液 1.5 mL，加 1mL 0.67%硫代巴比妥酸，沸水浴加热 10min。冷却后在 722 分光光度计 532nm 波长处比色测定。

【实验结果】 在四乙氧基丙烷标准曲线上查出相应的丙二醛值，然后乘以系数 68.89，即得丙二醛 nmol/g（湿组织）。计算两组间差异的显著性。

丙二醛含量（nmol/g）

对照组	维生素 C 组
1	
2	
3	
4	
5	
6	
7	
8	

【注意事项】

1．每次取匀浆时，应先振摇烧杯后再取，使各试管匀浆浓度保持一致。

2．离心时一定要配平。

（韩冬云　贾建辉）

实验十一　β－受体阻断剂对离体脂肪组织游离脂肪酸释放的影响

【实验目的】学习测定组织游离脂肪酸的方法，观察β－受体阻断剂对脂肪代谢的影响。

脂肪组织存在β－受体，凡能兴奋β－受体的药物均能引起游离脂肪酸的释放增加，若预先加入β－受体阻断药物，则可使游离脂肪酸释放量明显减少，甚至完全阻断，故可用来鉴定作用于β－受体的药物。

【实验对象】不饥饿的雄性大白鼠。

【实验药品】市售β－受体阻断剂（心得安）和学生在药物化学实验课中新合成的β－受体阻断药（受试药）、肾上腺素（Adr）、异丙肾上腺素、戊巴比妥钠、培养液：4%的蛋白和5mmol葡萄糖、5% CO_2氧气、游离脂肪酸测定试剂盒。

【实验器材】组织匀浆机、手术剪刀、手术镊子、双波长紫外分光光度计。

【实验方法】取不饥饿雄性大鼠，腹腔注射戊巴比妥钠30 mg/kg麻醉，手术打开腹腔，取出附睾脂肪垫，放入室温的生理盐水中备用。

称取脂肪组织每份200 mg，共3份，分别用剪刀剪成细小碎块，分装于三个长颈瓶内，按下列条件分组。

1．对照组　加入培养液4 mL。

2．试验组Ⅰ　加入异丙肾上腺素0.1 mL（20～30 ng/mL），然后再加入培养液3.9 mL。

3．试验组Ⅱ　先加入0.1 mL心得安（不同浓度）和培养液3.8 mL，37℃培养15分钟后，再加入异丙肾上腺素0.1 mL（20～30 ng/mL），亦可换加受试药液0.1 mL。

上述三瓶充以含有5% CO_2的氧气10 min，37℃振荡培养90 min，然后从各培养液中分别取出定量的培养液，按试剂盒说明测定游离脂肪酸（FFA）含量，以μmol/L FFA/200 mg/90 min表示，最后算出应用β－受体阻断药后对β－受体兴奋药引起FFA释放增加量的抑制百分率。

【实验结果】

FFA含量（μmol/L FFA/200 mg/90 min）

	对照组	异丙肾上腺素组	心得安＋异丙肾上腺素组
1			
2			
3			
4			
5			
6			
7			
8			

【注意事项】

1. 脂肪组织尽量剪碎。

2. 加药量要准确。

（杨静玉）

实验十二　注射剂的体外溶血试验

【目的】观察静脉注射受试物是否发生溶血现象。

【实验对象】新西兰大耳白家兔 1 只，体重 2.0 kg，雄性。

【实验药品】注射用盐酸罗沙替丁醋酸酯，类白色疏松粉末，规格：75 mg/支。（药物溶液的配制：取一支注射用盐酸罗沙替丁醋酸酯加 0.9%氯化钠注射液 3 mL，即配成浓度为 25 mg/mL 的供试液。）

【实验器材】试管，试管架，吸管，移液器，烧杯，恒温水浴，离心机。

【实验方法】

1．制备 2% 红细胞悬液：取家兔动脉血 10 mL，加入盛有玻璃珠的锥形瓶内振摇 10 min，以除去纤维蛋白，加入 50 mL 生理盐水，混匀，移入离心管，1500r/min × 15 min 离心，除去上清液，沉淀的红细胞再用生理盐水洗涤三次，此时，上清液已不显红色，弃去上清液，用生理盐水配成 2% 红细胞悬液供实验用。

2．取试管 7 支，按表 1 顺序加入受试物及其他试剂，1、2、3、4、5 管加不同剂量的受试药，6 管加 2.5 mL 0.9% 氯化钠注射液，作为阴性对照，7 管加 2.5 mL 蒸馏水，作为阳性对照。摇匀后，用封口胶纸将试管口封好，置 37℃恒温水浴，保温 4 h。

3．结果观察：1 h 内每 30 min 观察一次，1 h 后每小时观察一次，共观察 4 h。结果判定如下：

全溶血：溶液澄明，红色，管底无红细胞残留。

部分溶血：溶液澄明，红色或棕色，底部尚有少量红细胞残留，镜检红细胞稀少或变形。

不溶血：红细胞全部下沉，上层液体无色透明，镜检红细胞不凝集。

凝集：虽不溶血，但出现红细胞凝集，凝集物在振摇试管后不能分散，在显微镜下玻片上凝集红细胞不能被冲散，或出现药物性沉淀。

表 1　体外溶血加样表

管号	1	2	3	4	5	6	7
2%红细胞（mL）	2.5	2.5	2.5	2.5	2.5	2.5	2.5
25 mg/mL 罗沙替丁醋酸酯（mL）	0.5	0.4	0.3	0.2	0.1	—	—
生理盐水（mL）	2.0	2.1	2.2	2.3	2.4	2.5	—
蒸馏水（mL）	—	—	—	—	—	—	2.5

具有溶血和凝聚作用受试物不宜作为注射用，最好是药液在 3h 内不引起溶血。必要时用显微镜观察红细胞是否破裂。

【实验结果】 将实验结果填入表 2。

表 2　注射用盐酸罗沙替丁醋酸酯体外溶血实验结果（37℃）

管号		1	2	3	4	5	6	7
试	0.5h							
验	1.0h							
结	2.0h							
果	3.0h							

【注意事项】 振摇锥形瓶除去纤维蛋白时，操作要轻柔。

（刘　铮）

实验十三　青霉素的体外抗菌实验

【目的和原理】学习体外抗菌的试管二倍稀释法，并观察青霉素的抗菌作用。

青霉素对革兰阳性球菌（金黄色葡萄球菌、草绿色链球菌等）、阴性球菌（淋球菌等）、革兰阳性杆菌（破伤风杆菌等）及螺旋体均有较强的杀菌作用。将金黄色葡萄球菌在体外培养，观察青霉素抑制其生长的作用。

【实验药品】灭菌牛肉汤，青霉素（注射剂配成 1280U/mL）。

【实验器材】灭菌试管，试管架，吸管，移液器，灭菌锅，三角烧瓶。

【实验方法】

1. 牛肉汤培养基的制备：称取牛肉膏 0.3 g，蛋白胨 1.0 g，氯化钠 0.5 g，放入烧杯内，加少量蒸馏水加热溶化后，再加入蒸馏水至 1000 mL，然后用 200g/L 的氢氧化钠溶液调 pH 至 6.9～7.2，用三角烧瓶包装好，以 103.4 kPa，121℃，灭菌 20 min。

2. 将液氮或 –80℃冰箱保存的标准金黄色葡萄球菌接种于牛肉汤培养基中，37℃培养箱内培养 16～18h，浓度为 1×10^5 或 10^6 个/mL。

3. 取 10 支试管，依次编号，按无菌操作加入牛肉汤 1 mL/管，吸取青霉素药液 1 mL 加入第一管，混匀，依次逐管 2 倍稀释药物到第 9 管，第 9 管吸出 1 mL 弃去。第 10 管为对照管。然后每管加入新鲜培养的菌液 1 mL（10^5～10^6 个/mL）37℃培养箱内培养 24h，取出观察细菌生长情况，如药液管澄清，表示无细菌生长，该管中药物有抗菌作用，如为浑浊，表示细菌已生长，该管中药物无抗菌作用，以完全无菌生长的最低青霉素浓度为青霉素对该菌株的最小抑菌浓度（MIC）。

【实验结果】将观察结果记入下表，并确定最小抑菌浓度。

管号	1	2	3	4	5	6	7	8	9	10
稀释倍数	1	1:2	1:4	1:8	1:16	1:32	1:64	1:128	1:256	0
稀释浓度										
有无浑浊										

【注意事项】注意无菌操作，避免杂菌污染。

（刘　铮）

实验十四　抗肿瘤药物对体外肿瘤细胞生长的抑制作用

【目的和原理】学习体外细胞培养方法；用 MTT 法考察顺铂对人宫颈癌 Hela 细胞的细胞毒作用。

噻唑兰，简称 MTT，可透过细胞膜进入细胞内，活细胞线粒体中的琥珀脱氢酶能使外源性 MTT 还原为难溶于水的蓝紫色的 Formazan 结晶并沉积在细胞中，结晶物能被二甲基亚砜（DMSO）溶解，用酶联免疫检测仪在 490 nm 波长处测定其光吸收值，可间接反映活细胞数量，MTT 结晶物形成的量与细胞数成正比。

【实验对象】人宫颈癌 Hela 细胞。

【实验药品】顺铂：浓度为 10、30、50、70、100 μmol/L，MTT 液（5 mg/mL），1%胰酶，培养基 RPMI－1640（加入 10%胎牛血清、1%HEPES、青霉素 100 U/mL 和链霉素 100 μg/mL），PBS 液，DMSO。

【实验器材】96 孔培养板、微量移液器（20、200 和 1000 μl）、无菌吸头、酶标仪、倒置显微镜、CO_2 培养箱、细胞计数板等。

【实验方法】

1．将装在细胞培养瓶中的 Hela 细胞用 PBS 洗 2 次，加入 1% 胰酶，在 37℃下静置 4min，然后取出，将细胞轻轻震动至细胞完全脱壁。

2．将细胞悬液转移至 50 mL 无菌试管中，加入 30mL 全培养基终止消化，1000 r/min 离心 5min。

3．离心完毕，弃上清，加入 10 mL 全培养基，用细胞计数板计数细胞，取足量细胞稀释为所需浓度（10^5 个/mL）。

4．将细胞悬液按 100 μl/孔加到 96 孔板中，培养 12 h 后弃去培养液，按 100μl/孔加入含不同浓度药物的培养液。实验设 5 个给药组，另设阴性对照组（加入含 0.1%DMSO 的培养液 100μl/孔）和空白组（加入不含细胞的培养液 100μl/孔），每组设 6 孔。

5．将细胞在 37℃，5% CO_2 下培养，分别于 24、48 h 进行观察。

6．在给药后 48 h 每孔加入 MTT 液（5 mg/mL）10 μl，完毕，37℃，5% CO_2 下继续培养 4 h。完毕，将上清液吸出，每孔加入 150μl DMSO 溶解晶体，振荡 10 min 后，492 nm 波长处用酶标仪测定吸收值（A）。按以下公式计算细胞死亡率：

$$死亡率\% = \frac{A492（阴性对照）-A492（给药组）}{A492（阴性对照）-A492（空白）}\times 100\%$$

【实验结果】根据实验结果做量效曲线。

【注意事项】

1．本实验为无菌操作，需注意严格防止染菌。

2．认真使用微量移液器，加入药量需准确。

（马恩龙）

第四章 综合性实验

实验一 阿托品对乙酰胆碱的竞争性拮抗作用及 pA_2 值测定

【目的和原理】 掌握 pA_2 值的测定方法及其意义；观察阿托品对乙酰胆碱的竞争性拮抗作用。

pA_2 是一种用以表示竞争性拮抗剂作用强度的指标，其意义是能使激动剂浓度提高到原来的 2 倍时，可产生与原来浓度相同效应所需的拮抗剂克分子浓度的负对数（$-\lg[A]$）。pA_2 的值越大，说明拮抗剂的作用越强。

【实验对象】 豚鼠，雌雄均可，体重 250 ~ 350g

【实验药品】 3×10^{-3}mol/L 阿托品、$3\times10^{-6}\sim3\times10^{-2}$mol/L 乙酰胆碱（ACh）

【实验器材】 RM6240 多媒体生物信号记录分析系统、计算机、张力换能器、保温式麦氏浴槽、超级恒温水浴、“L”型通气钩、高位吊瓶、量筒、烧杯、氧气瓶、外科剪刀、眼科剪刀、眼科镊子、缝衣针、棉线、注射器。

【实验方法】

1．首先调试 RM6240 系统

在主菜单中选择“实验”“消化”“平滑肌生理特性”。在控制参数区选择“张力”，在主菜单中选择“示波”，进入示波状态。

2．调节仪器： 麦氏浴槽中加 30 mL 台氏液，调节温度 38℃ ± 0.5℃，氧气 2 ~ 3 个气泡/s。

3．正式实验

将豚鼠棒击头枕部处死并制备豚鼠回肠标本。将肠管标本两端用缝衣针各穿一线，一端打一空结（约 1cm 小套），另一端穿上长线打结，用眼科镊钳住空结固定于通气钩上，放入麦氏浴槽中，将另端长线的尽端打一空结，挂在张力换能器的小钩上，调节前负荷为 1 g，稳定标本 20min。

进入“记录状态”，先描记一段正常曲线，然后按下列顺序给药。

向麦氏浴槽中加入 3×10^{-3} mol/L ACh 0.1 mL，观察曲线变化，检查肠管是否有兴奋作用，然后冲洗肠管，使其恢复至正常。

按表 4 - 1 所给的剂量累积加 ACh，制作 ACh 的累积量效曲线。具体作法：先加小剂量 ACh，若有反应则当反应达最高峰时立即加下一剂量 ACh，直至曲线上升至最高峰不再升高为止。将系统转入“示波状态”，用台氏液冲洗肠管 3 遍，稳定标本 15 min，使恢复至正常。

进入“记录状态”，向浴槽中加 3×10^{-3} mol/L 阿托品 0.1 mL，过 1 min 后再一次制作 ACh 的累积浓度量效曲线。

在主菜单下选择“结束实验”。激活工具栏，系统进入分析状态。

【实验结果】 1．利用分析项分别测出正常曲线及每次加药后的张力大小，最后以 ACh 引起最大收缩力为 100%，分别计算各剂量反应的百分率。

2．再以各剂量反应的百分率为纵坐标，以剂量的负对数为横坐标，绘出剂量反应曲线。

3．再根据公式求出 pA_2 值。

$$pA_2 = \log \frac{[C]}{\frac{[B]}{[A]} - 1}$$

A：在无阿托品时，引起最大反应的 50% 时所需 ACh 的浓度。

B：在阿托品存在下，引起最大反应的 50% 时所需 ACh 的浓度。

C：为拮抗剂阿托品的浓度。

表 4－1

编号	配制的 ACh 浓度（mol/L）	ACh 加入量 mL/30mL	浴槽中 ACh 的浓度（mol/L）
1	3×10^{-6}	0.1	10^{-8}
2	3×10^{-6}	0.2	3×10^{-8}
3	3×10^{-5}	0.07	10^{-7}
4	3×10^{-5}	0.2	3×10^{-7}
5	3×10^{-4}	0.07	10^{-6}
6	3×10^{-4}	0.2	3×10^{-6}
7	3×10^{-3}	0.07	10^{-5}
8	3×10^{-3}	0.2	3×10^{-5}
9	3×10^{-2}	0.07	10^{-4}
10	3×10^{-2}	0.2	3×10^{-4}

【注意事项】 制作累积量效曲线时，需在前次给药的反应达到最大时再给下一剂量药，直到标本对 ACh 的反应不再增加为止。

（韩冬云　贾建辉）

实验二　非特异性拮抗与 pD_2 测定

【目的和原理】 了解非特异性拮抗剂亲和力的测定方法。

pD_2 定义：使激动剂的最大反应达到未加拮抗剂时最大反应的50%时所使用的非特异性拮抗剂的摩尔浓度的负对数。

【实验对象】 豚鼠，雌雄均可，体重250～350g。

【实验药品】 ACh：2×10^{-7}mol/L、2×10^{-6}mol/L、2×10^{-5}mol/L、2×10^{-4}mol/L、2×10^{-3}mol/L、2×10^{-2}mol/L。亚硝酸钠：1.5×10^{-1}mol/L。Kreb's 液，1000 mL 内含 NaCl 6.6 g，KCl 0.35g，$CaCl_2$ 0.28 g，KH_2PO_4 0.16 g，$MgSO_4\cdot7H_2O$ 0.3 g，$NaHCO_3$ 2.1 g，葡萄糖 2g。

【实验器材】 RM6240 多媒体生物信号记录分析系统、计算机、张力换能器、保温式麦氏浴槽、超级恒温水浴、"L"型通气钩、手术器械、高位吊瓶、试管、10 mL 量筒、烧杯、小玻璃皿、1 mL 和 0.25 mL 注射器。

【实验方法】 将豚鼠处死，取近盲肠端回肠两段，每段长约 2 cm，放入盛有 Kreb's 液的玻璃皿中。一段备用，另一段两端用丝线结扎后，一端固定于麦氏浴槽的浴管内（通入 Kreb's 液，容积 20 mL，恒温 38℃ ± 0.5℃并通以氧气），一端连于张力换能器上。给药前调整前负荷为 1 g，待标本稳定 20 min 后，开始给药并记录标本收缩曲线。

（一）查表法

1. 作两条 ACh 的累积剂量反应曲线，要求最大反应基本相等，反应较稳定。ACh 按以下顺序给药，后次给药需在前次给药的反应达到最大时，直到标本对 ACh 的反应不再增加为止。给药顺序见表 4－2。

表 4－2　ACh 累积剂量反应曲线给药顺序

给药量	水浴中药物浓度（mol/L）	水浴中药物累积浓度（mol/L）
0.1 mL（2×10^{-7}mol/L）	1×10^{-9}	1×10^{-9}
0.2 mL（2×10^{-7}mol/L）	2×10^{-9}	3×10^{-9}
0.07 mL（2×10^{-6}mol/L）	7×10^{-9}	1×10^{-8}
0.2 mL（2×10^{-6}mol/L）	2×10^{-8}	3×10^{-8}
0.07 mL（2×10^{-5}mol/L）	7×10^{-8}	1×10^{-7}
0.2 mL（2×10^{-5}mol/L）	2×10^{-7}	3×10^{-7}
0.07 mL（2×10^{-4}mol/L）	7×10^{-7}	1×10^{-6}
0.2 mL（2×10^{-4}mol/L）	2×10^{-6}	3×10^{-6}
0.07mL（2×10^{-3}mol/L）	7×10^{-6}	1×10^{-5}
0.2 mL（2×10^{-3}mol/L）	2×10^{-5}	3×10^{-5}
0.07 mL（2×10^{-2}mol/L）	7×10^{-5}	1×10^{-4}

2．在水浴中分别加入 0.4 mL 1.5×10^{-1} mol/L 的亚硝酸钠后再做 ACh 的累积剂量反应曲线，给药顺序同上。

【实验结果】

1．以 ACh 的对数剂量为横坐标，以最大效应百分比为纵坐标，绘制量效曲线图。

2．根据加亚硝酸钠后的最大反应被抑制到未加亚硝酸钠时最大反应的百分数，查表求 lg（X－1）值，根据所使用亚硝酸钠的浓度，求出其负对数值，即 pD_X 值。

3．根据公式 $pD_2 = pD_X + lg(X-1)$ 值，求出 pD_2 值。

（二）作图法

1．作两条 ACh 的累积剂量反应曲线并使其最大反应基本相同。

2．分别作两条加 0.4 mL 和 0.8 mL 1.5×10^{-1} mol/L 的亚硝酸钠后的 ACh 累积剂量反应曲线。

3．以 ACh 的对数剂量为横坐标，最大效应百分比为纵坐标，绘制量效曲线图，见图 4－1。

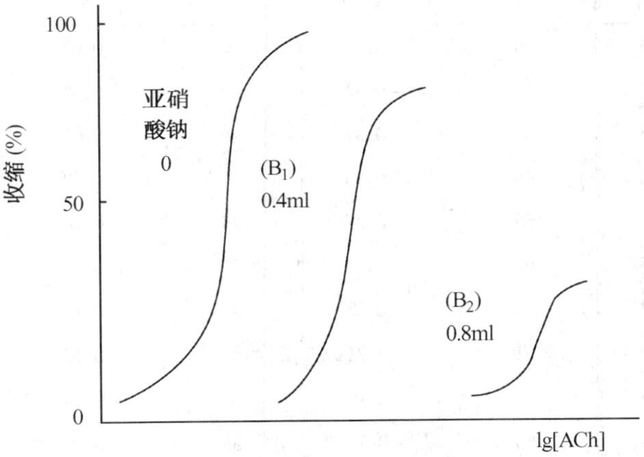

图 4－1　加入 0、0.4、0.8mL 1.5×10^{-1}mol/L 的亚硝酸钠后 ACh 的对数剂量累积剂量反应曲线图

4．以亚硝酸钠的对数剂量为横坐标，以最大效应百分比为纵坐标，建立坐标系，分别找出加 0.4 mL 和 0.8 mL 亚硝酸钠时 ACh 的最大反应被抑制到未加亚硝酸钠时最大反应百分数的两个点。通过 50%最大效应点作横轴的平行线与此直线相交，再通过交点作纵轴的平行线。此平行线与横轴的交点即为所求的 pD_2 值，见图 4－2。

【注意事项】

1．实验时 Kreb's 液应保持在 38℃ ±0.5℃，使之收缩活动正常。

2．冲洗前后浴管内 Kreb's 液量应保持一致，实验时每次所加药量的总和不能超过浴管总量的 5%。

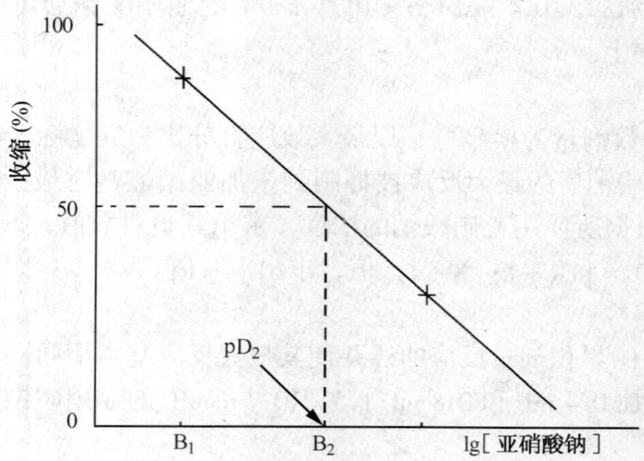

图 4-2　求 pD$_2$ 值的方法图

表 4-3　pD$_2$ 的计算表

%	lg（X-1）	%	lg（X-1）	%	lg（X-1）	%	lg（X-1）
90	-0.96	69	-0.35	48	0.03	27	0.43
89	-0.89	68	-0.33	47	0.05	26	0.44
88	-0.85	67	-0.31	46	0.07	25	0.48
87	-0.82	66	-0.30	45	0.09	24	0.50
86	-0.80	65	-0.27	44	0.10	23	0.53
85	-0.77	64	-0.25	43	0.12	22	0.55
84	-0.72	63	-0.23	42	0.14	21	0.58
83	-0.70	62	-0.21	41	0.16	20	0.60
82	-0.66	61	-0.19	40	0.18	19	0.63
81	-0.64	60	-0.17	39	0.19	18	0.66
80	-0.60	59	-0.15	38	0.21	17	0.69
79	-0.57	58	-0.14	37	0.23	16	0.72
78	-0.55	57	-0.12	36	0.25	15	0.75
77	-0.52	56	-0.10	35	0.27	14	0.79
76	-0.49	55	-0.09	34	0.29	13	0.83
75	-0.48	54	-0.07	33	0.31	12	0.87
74	-0.46	53	-0.05	32	0.33	11	0.91
73	-0.43	52	-0.04	31	0.35	10	0.95
72	-0.41	51	-0.02	30	0.37		
71	-0.39	50	0.00	29	0.39		
70	-0.37	49	0.02	28	0.41		

（韩冬云　贾建辉）

实验三　传出神经系统药物对离体家兔肠管平滑肌的影响

【目的和原理】掌握离体平滑肌的实验方法。观察乙酰胆碱、阿托品、肾上腺素等传出神经系统药物对离体家兔小肠平滑肌的作用。

家兔小肠平滑肌上存在 α、β、M 受体。α、β受体兴奋可使小肠平滑肌抑制而舒张；M 受体兴奋可使小肠平滑肌兴奋而收缩。

【实验对象】离体小肠（家兔）。

【实验药品】5×10^{-4}mol/L 氯化乙酰胆碱（ACh）、0.034% 硫酸阿托品（Atropine）、0.1% 盐酸肾上腺素（Adr）、20% 氯化钡、台氏液。

【实验器材】RM6240 多媒体生物信号记录分析系统、PC80586 计算机、张力传感器、麦氏浴槽、超级恒温水浴、氧气瓶、通气钩、高位吊瓶、量筒、烧杯、滴管、培养皿、注射器、外科剪刀、眼科镊子、缝衣针、棉线。

【实验方法】

1．调试 RM6240 系统，使进入肌张力测定状态

（1）打开计算机并打开 RM6240 多媒体化生物信号记录分析系统开关。确定张力换能器与通道 1 连接。

（2）进入 RM6240 菜单。选择通道 1，在界面右侧控制参数区选择〈张力〉，选择〈3g〉，扫描速度 1.0 s/div，确定信号输入。在工具菜单选择快速归零。

（3）在主菜单中选择〈示波〉，进入示波状态。

（4）在主菜单中工具栏选择〈网格切换〉将背景网格切换为细格，并在选项中选择波形颜色为红色。此时肌张力测试调试完毕。

2．调节仪器

将超级恒温水浴温度调节至 38.5±0.5℃，向麦氏浴槽中加 30 mL 台式液，通入氧气（1～2 个气泡/s）。

3．制备肠管标本

取家兔一只，以左手提其髂骨上部，右手持木棒击其后头部致昏后，迅速剪开腹腔，剪取整段空、回肠置于冷的台式液中，除去肠系膜，剪成 2 cm 小段肠管，将肠内容物冲洗干净，备用。

4．将标本装入麦氏浴槽及给药

将肠管标本两端用缝针各穿一线。一端打一空结（约 1 cm 小套），另一端穿上长线打结，用眼科镊钳住空结固定于通气钩上，放入麦氏浴槽中，将另端长线打一空结，挂在张力换能器的小钩上，调节换能器高度，使前负荷为 1 g，稳定标本 20 min。在主菜单下选择＜记录状态＞，先描记一段正常曲线，然后按下列顺序给药。

（1）向麦氏浴槽中加入 5×10^{-4}mol/L ACh 0.2 mL，同时用标记框在屏幕上作给药标记，观察肠段反应。当反应最明显时，用暂停键，将计算机转入“示波状态”。用台氏液冲洗肠管 3 遍，稳定标本 15 min，然后按照如下操作，给药并记录。

(2) 将系统重新转入“记录状态”，描记一段正常曲线后，向麦氏浴槽中加入 0.5% Atropine 0.2 mL 并作标记，观察曲线变化，1 min 后加 5×10^{-4}mol/L ACh 0.2 mL 并标记，观察肠段反应。然后将计算机转入“示波”状态后，用台氏液冲洗肠管 3 遍，至标本稳定。

(3) 将系统重新转入“记录状态”，描记一段正常曲线后，向麦氏浴槽中加入 0.1% Adr 0.1 mL 并作标记，观察曲线变化。将计算机转入“示波”状态后，用台氏液冲洗肠管 3 遍，至标本稳定。

(4) 将系统重新转入“记录状态”，描记一段正常曲线后，向麦氏浴槽中加入 20% 氯化钡 0.2 mL 并作标记，观察曲线变化。在主菜单下选择“结束实验”，储存实验结果，激活工具栏，系统进入分析状态。

【实验结果】 在主菜单下选择“数据编辑”命令，然后通过剪切，选择剪切区域，将 4 次记录结果编辑在一个屏幕中。

在主菜单下打印项进行打印模式设置，记入测量信息、学生及实验信息后，预览、打印。

以描图及文字记述分析正常离体肠管的张力和舒缩情况、加入药物后的反应，并对结果进行讨论。

【注意事项】

1. 操作时应避免牵拉肠管，造成肠管活性不好。
2. 穿肠段时，应十字交叉穿线，并用单线。
3. 保护张力换能器，切不可牵拉过度。
4. 给药时将药液直接加入麦氏浴槽内，既不要碰线也不要碰壁。

（尤越人）

实验四　传出神经系统药物对家猫血压、呼吸及心电图的影响

【目的和原理】乙酰胆碱可激动M胆碱受体，使心肌收缩力减弱、心率减慢；使部分血管舒张，血压下降。肾上腺素可激动心脏β_1受体，使心肌收缩力加强、传导加速、心率加快。肾上腺素还可激动血管上的α和β_2受体，较大剂量下，α受体兴奋占优势，使血管收缩，血压上升。去甲肾上腺素可激动血管α_1受体使血管平滑肌收缩，血压上升。由于血压急剧上升，反射性使心肌收缩力减弱、心率减慢。异丙肾上腺素可激动心肌上β_1受体，加快传导及心率；并可激动血管上β_2受体，使血管舒张，血压下降。观察乙酰胆碱、肾上腺素等传出神经系统药物对猫呼吸、血压、心电的影响并掌握麻醉动物急性血压实验方法。

【实验对象】猫（1.5～3.0 kg）。

【实验药品】25%乌拉坦、肝素化生理盐水溶液、生理盐水（N.S）、1×10^{-4}mol/L氯化乙酰胆碱（ACh）、0.01%硫酸阿托品（Atrop）、1×10^{-5}mol/L盐酸肾上腺素（Adr）、2×10^{-5}mol/L重酒石酸去甲肾上腺素（NA）、0.005%硫酸异丙肾上腺素（ISO）、0.1%甲磺酸酚妥拉明（Phen）。

【实验器材】RM6240多媒体化生物信号记录分析系统、PC80586计算机、婴儿秤、兔手术台、动脉插管、动脉夹、压力换能器、呼吸换能器、生物电输入电缆、注射器（1 mL、5 mL、20 mL），手术器械一套。

【实验方法】

1．调试RM6240系统，使进入血压、呼吸、心电测定状态

（1）打开计算机并打开RM6240多媒体生物信号记录分析系统开关。确定压力换能器、呼吸换能器、生物电输入电缆与通道1、2、3相连接。

（2）进入RM6240菜单。选择通道1（血压），在界面右侧控制参数区选择＜压力＞，选择＜12kPa＞，扫描速度250 ms/div，确定信号输入。

选择通道2（呼吸），在界面右侧控制参数区选择＜呼吸＞，选择＜12kPa＞，扫描速度250ms/div，确定信号输入。

选择通道3（心电），在界面右侧控制参数区选择＜心电＞，选择＜12kPa＞，扫描速度250ms/div，导联选择Ⅱ导联，确定信号输入。

（3）在主菜单中选择 ＜示波＞，进入示波状态。

2．调节装置

（1）动脉插管及压力换能器中充满肝素化生理盐水，排气泡。充肝素化生理盐水时将三通打开，调好后关闭，备用。

（2）取三个针头，用生理盐水擦拭后与生物电输入电缆的电极相连。

3．麻醉

取猫一只，称重后腹腔注射25%乌拉坦1mL/kg，使之麻醉，固定于手术台上。

4．手术

剪去颈部毛，自喉结向胸骨正中线切开皮肤（切口5~6cm），于一侧胸锁乳突肌与胸骨舌骨肌交界处向深部作钝性分离。暴露颈总动脉，将其与迷走神经及交感神经游离开（约2~3cm）。于颈总动脉下穿两根线，于远心端将动脉结扎，近心端打一虚结，以备结扎动脉插管。近心端用动脉夹夹住，用眼科剪在靠近结扎处剪一“v”形小口，向心脏方向插入连接有压力换能器的动脉插管，结扎固定。打开动脉夹，血压信号通过压力换能器传到计算机。呼吸传感器固定到猫的剑突处，观察波形，调整呼吸传感器位置至观察到呼吸信号。

将生物电电缆的正极（红色）接左下肢，负极（绿色）接右上肢，参考极（黑色）接右下肢。观察心电信号。

在猫任意侧的腹股沟部位，用手触得股动脉搏动处，剪去毛，纵切皮肤3~4cm，暴露出股静脉。插入与注射器相连的头皮静脉注射针，以备注射药物。

5．给药及描记曲线

在主菜单下选择＜纪录状态＞，先描记一段正常曲线，然后自股静脉依次注入下列药物，每次注药后用0.5 mL N. S. 冲洗，以免药物停留在局部。给药后观察并记录血压、呼吸、心电变化，当反应最明显时，用暂停键，将计算机转入“示波状态”。观察至血压、呼吸、心电恢复原来水平或平稳后，再进入“记录状态”，并给予下一药物，重复“记录”及“示波”过程。

① 描记一段正常曲线。

② i. v. Adr 0.1 mL/kg，追加N. S. 0.5 mL，观察记录。

③ i. v. Phen 0.1 mL/kg，追加N. S. 0.5 mL，2 min后i. v. Adr 0.1 mL/kg，追加N. S. 0.5 mL，观察记录。

④i. v. NA 0.1 mL/kg，追加N. S. 0.5 mL，观察记录。

⑤i. v. ISO 0.1 mL/kg，追加N. S. 0.5 mL，观察记录。

⑥i. v. ACh 0.1 mL/kg，追加N. S. 0.5 mL，观察记录。

⑦i. v. Atrop 0.2 mL/kg，追加N. S. 0.5 mL，1 min后i. v. ACh 0.1 mL/kg，追加N. S. 0.5 mL，观察记录。

在主菜单下选择“结束实验”，储存实验结果，激活工具栏，系统进入分析状态。

【实验结果】在主菜单下选择“数据编辑”命令，然后通过剪切，选择剪切区域等将记录结果编辑在一个或两个屏幕中。

在主菜单下打印项进行打印模式设置，记入测量、学生及实验信息后，预览、打印。

以描图、文字记述分析麻醉猫血压、呼吸、心电情况、加入药物后的反应，并对结果进行适当的讨论。

【注意事项】

1．麻醉猫的过程中，注意保护，防止抓挠伤、咬伤。

2．分离颈总动脉时，如发现有血管分枝，应用线结扎。

3．股静脉注射时，应确认注射针头在血管中。

4．实验过程中注意防止凝血。

（尤越人）

实验五　氢化可的松的抗炎作用及机制探讨

【目的和原理】 炎症的基本病理改变是变性、渗出和增生。大鼠足跖皮下注射致炎剂角叉菜胶，可引起大鼠足跖炎性肿胀。通过测量踝关节处周长，可知肿胀程度，并可观察药物的抗炎作用。PGE 是炎症介质，并在免疫调节中也起重要作用。通过定量测定 PGE_2 含量，可知药物抑制 PGE_2 产生可能是其抗炎机制之一。

【实验对象】 雄性大鼠（120～180 g）。

【实验药品】 甲醇、0.5 mol/L KOH－甲醇溶液、0.5% 氢化可的松注射液、50%乙醇、1% 角叉菜胶。

【实验器材】 天平、鼠盒、台式恒温水浴、721 紫外可见分光光度计、台式离心机、注射器（0.5 mL、2 mL）、刻度离心试管（20 mL）、手套、软尺、手术剪。

【实验方法】 取大鼠 16 只，称重，编号，随机分为给药组及 50%乙醇组，每组 8 只。给药组腹腔注射氢化可的松 0.6 mL/100g，对照组腹腔注射等容量 50%乙醇，各组均在给药前测量右后足踝关节处周长。给药 15 分钟后于右后足跖皮下向关节方向注射 1%角叉菜胶 0.1 mL/只，分别于注射后 15min、30min、45min、60min、90min、120min 测量每只大鼠右后关节处周长，计算肿胀度。

处死大鼠，在踝关节上 0.5 cm 处剪下右后足，称重，剥皮，剪碎后放入刻度试管中，用生理盐水 5 mL 浸泡 1 小时。取出足爪，3000 r/min 离心浸泡液 3 分钟。吸取上清液 0.1mL，加入 0.5 mol/L KOH－甲醇溶液 2 mL 后，将试管置于 50℃恒温水浴中异构化 20 分钟，0.5mL 样品用甲醇稀释至 20 mL，在 278 nm 处测其光密度（OD）值。PGE_2 含量以每克炎性组织相当的吸收光密度值表示。

【实验结果】

1. 计算出给药组与对照组右后足不同时间点的肿胀度，并将数据填入下表。然后以肿胀度为纵坐标，时间为横坐标，绘出给药组与对照组作用时间曲线。

肿胀度＝注射角叉菜胶后周长－注射角叉菜胶前周长

组别	鼠号	足爪重（g）	注射角叉菜胶后右后足肿胀度						PGE_2 含量 OD 值
			15min	30min	45min	60min	90min	120min	

$$PGE_2\text{含量 } OD = \frac{\text{光密度值}}{\text{足爪重}}$$

2. 计算出给药组与对照组右后足 PGE_2 含量，并将数据填入表中，对结果进行组间对照 t 检验。

$$s_{(\bar{x}_1-\bar{x}_2)} = \sqrt{\frac{(n_1-1)s_1^2+(n_2-1)s_2^2}{n_1+n_2-2} \times \frac{n_1+n_2}{n_1 n_2}}$$

$$t = \frac{\left| \bar{x}_1 - \bar{x}_2 \right|}{s_{(\bar{x}_1 - \bar{x}_2)}}$$

【注意事项】

1．用软尺量关节周长，应由专人来操作。

2．测量足跖或踝关节周长时，每次需在同一位置。

（尤越人）

实验六　异丙肾上腺素致心肌缺血心电图变化及病理组织学变化

【目的和原理】掌握制作急性心肌缺血模型的实验方法和动物心电图的测定方法；观察异丙肾上腺素对心脏的作用。

异丙肾上腺素是一个强的 β－受体兴奋剂，能通过加快心率、增强心肌收缩力等环节增加心肌耗氧量，造成心脏负荷过重，心肌微循环障碍，连续应用可形成心肌梗塞样变化，甚至心肌断裂，用心电图和病理切片可检测病变程度。

【实验对象】大白鼠，雄性，体重 250～300g。

【实验药品】0.5%盐酸异丙肾上腺素、10%甲醛溶液、生理盐水、25%乌拉坦。

【实验器材】心电图机、注射器（1.0、5.0 mL）、量角器、圆规、组织固定瓶、铅笔。

【实验方法】取大鼠 16 只，分为两组，一组为试验组，另一组为生理盐水组。

先做心电图检查，去除 T 波和 ST 段有异常改变者和心律失常者，对照组给等容积生理盐水，试验组动物皮下注射盐酸异丙肾上腺素 6 mg/kg（1.2mL/100g），连续注射 2 天，第 1 次和第 2 次给药后 30 min 内，每隔 5 min 记录心电图 1 次、记录Ⅱ、aVF 和 V_3 导联，第 2 次给药后 24 h，记录心电图，随后，处死动物，取出心脏作病理切片检查。

附：异丙肾上腺素引起的心电图变化为：T 波由正变负或双相，并伴有 ST 段抬高，窦性心动过速（心率明显加快），早搏或其他心律失常。病理组织变化有：心肌纤维肿胀、断裂，甚至溶解，发生玻璃样变和脂肪变性。

【实验结果】记入表 4－4、4－5 中

表 4－4　异丙肾上腺素对大鼠心电图（T 波）的影响

组别	编号	剂量	ECG 变化（T 波）																	
			Ⅱ/分						aVF/分						V_3/分					
			5	10	15	20	25	30	5	10	15	20	25	30	5	10	15	20	25	30
对照组	1 2																			
试验组	1 2																			

表 4-5 对异丙肾上腺素对大鼠心电图（ST 段）的影响

组别	编号	剂量	ECG 变化（ST 波）																	
			Ⅱ/分						aVF/分						V_3/分					
			5	10	15	20	25	30	5	10	15	20	25	30	5	10	15	20	25	30
对照组	1																			
	2																			
试验组	1																			
	2																			

（张予阳）

实验七　肝损伤大鼠肝脏细胞色素 P-450 的测定

【目的和原理】 掌握扑热息痛致大鼠肝损伤的实验方法。掌握肝组织细胞色素 P-450 的测定方法。扑热息痛在大剂量下，其毒性代谢物 *N*-乙酰-对苯醌亚胺（NAPQI）超过了体内 GSH 的解毒能力，于是未被清除的 NAPQI 与生物大分子结合影响肝细胞的功能。还原状态下的细胞色素 P-450 与一氧化碳结合，形成复合物，在波长 450 nm 处出现最大吸收峰。可根据峰高值计算 P-450 酶的含量。

【实验对象】 大鼠，雄性，体重 250~300 g。

【实验药品】 扑热息痛、生理盐水、连二亚硫酸钠（还原剂注意避光保存）、一氧化碳、匀浆缓冲液：50 mmol/L Tris，1.15% KCl（pH7.4）、蔗糖液 0.25 mol/L。

【实验器材】 滤纸、组织匀浆机、超速低温离心机、移液器、注射器、手术器械、天平、双光束紫外分光光度计。

【实验方法】

1. 取大鼠 6 只，称重、编号、随机分为 2 组：对照组与扑热息痛组，每组 3 只。扑热息痛组腹腔注射扑热息痛 100 mg/kg，对照组腹腔注射同体积生理盐水。

2. 禁食 16h，处死动物，迅速取出肝组织。

3. 微粒体制备：

①将新鲜肝脏放入冷冻的生理盐水中清洗，用滤纸擦干并称重；

②按 1∶4 加入匀浆缓冲液，制备肝匀浆；

③在 10 000g 低温离心 20 min；

④弃去沉淀，将上清液转移至超速离心管内，在 105 000 × g 离心 60 min；

⑤离心后上清为胞浆部分，沉淀为微粒体。将微粒体沉淀重悬于蔗糖液（用手动匀浆器为佳）。

4. 微粒体悬液可新鲜使用，也可存放 -80℃备用。

5. 细胞色素 P-450 测定的操作步骤：

①将待测样品配制成 0.5 mg/mL 的蛋白液，置于冰浴中。

②取数毫克连二亚硫酸钠，加入到待测样品中混匀。

③将样品等量加入到比色杯中，分别加入到分光光度计的对照池和样品池中，从 500 nm 到 400 nm 作基线扫描。

④将样品池中比色杯取出，充一氧化碳约 30 s（以气泡连续，液体不能溢出为好），然后放回原位，从 500 nm 到 400 nm 扫描，并记录峰形及峰高。

【实验结果】 按下列公式计算细胞色素 P-450 的含量：

$$\text{P-450 nmol/mg} = \frac{\Delta OD\ (450-490\text{nm}) \times 1000}{91\ (\text{摩尔消光系数}) \times \text{蛋白终浓度}\ (\text{mg/mL})}$$

ΔOD = 从波长 490 nm 到 450 nm 的 OD 值之差。

记入下列表格中

组别	编号	剂量（mg/kg）	P－450 的含量
对照组	1		
	2		
	3		
均值			
模型组	1		
	2		
	3		
均值			

【注意事项】

1．制备微粒体时，组织匀浆不要泡沫太多，否则会引起酶蛋白的变性。

2．测定时还原剂不要加入太多，以免破坏血红蛋白。

3．如果样品在 420 nm 处出现明显的吸收峰，说明 P－450 有部分失活，可考虑重新制备新鲜样品。

4．测定诱导过的微粒体样品时，需要事先稀释样品，P－450 含量测定范围以 0.4～1.0 nmol/mg 为佳。

（张予阳）

实验八　利尿药对麻醉家兔尿量及尿中钠、氯离子含量的影响

【目的和原理】

掌握急性利尿的实验方法，观察呋塞米对麻醉兔的利尿作用；学习测定尿液中钠离子和氯离子的方法。

尿液中的钠离子与醋酸铀镁试剂作用，被沉淀为醋酸铀镁钠，然后以亚铁氰化钾和试剂中剩余的醋酸铀作用，使形成棕红色的亚铁氰化铀。尿液中钠的含量越多，剩余的醋酸铀越少，显色越淡。反之，钠的含量越少，剩余的醋酸铀越多，则显色越深。故从剩余的醋酸铀量，可间接计算出钠的含量。

用硝酸银试剂将尿液中的氯离子沉淀为氯化银。如硝酸银略有过量，与铬酸钾作用，形成桔红色的铬酸银。

【实验对象】家兔，1.5～2.5 kg

一、家兔尿量的测定

【实验药品】25% 乌拉坦、1% 呋塞米。

【实验器材】兔手术台、量筒、注射器、手术器械。

【实验方法】

1．水负荷：灌胃给予自来水 40mL/kg，避免灌至气管。

2．麻醉：耳缘缓慢 i．v．25% 乌拉坦 4mL/kg，随时观察角膜反射，反射迟钝或消失即停止注射。

3．手术：背位固定家兔，剪去下腹部被毛，于耻骨联合上方切开皮肤约 4～5 cm，并沿腹白线剪开肌肉，暴露膀胱，在少血管区作荷包缝合后行膀胱插管，在插管前要将插管里充满生理盐水。

4．记录每 2 min 的正常尿量，连续记录 10 min。

5．耳缘静脉注射 1% 呋塞米 4 mg/0.4 mL/kg，记录给药后 2、4、6、8、10、12、14、16、18、20 min 的尿量（每 2 min 的尿量）。

【实验结果】汇总全班实验结果，计算不同时间尿量的均值，以尿量毫升数为纵坐标，给药后时间为横坐标作图。

二、尿液中钠离子和氯离子的含量测定

测定体液中的钠离子以火焰光度法为最简便可靠，在没有火焰光度计的场合，也可用醋酸铀镁比色法来进行。测定体液中的氯离子则多用银滴定法。

（一）尿中钠离子的醋酸铀镁比色测定法

【实验试剂】

1．醋酸铀镁试剂：取醋酸铀（$U_2(CH_3COO)_2 \cdot 2H_2O$）4 g、醋酸镁（$Mg(CH_3COO)_2 \cdot 4H_2O$）15 g、冰醋酸 15mL，加蒸馏水 75mL，加热溶解，并煮沸 2 分钟。放冷后加蒸馏水至 100mL，再加无水乙醇至 500mL，于冰箱中过夜。除去底层的微量沉淀，将上清液贮存于棕色试剂瓶中，置冰箱中备用。

2．1% 醋酸溶液（V/V）。

3．10% 亚铁氰化钾溶液。

4．钠标准溶液：

①当量钠溶液：取氯化钠（A.R.）少许置于烧杯中，放置 110～120 ℃烘箱内 4 小时，取出后置于干燥器内待冷，精密称取 5.845 g 置于 100mL 容量瓶内，加蒸馏水至刻度。

②150 mEq/L 钠标准液：准确吸取当量钠溶液 15.0 mL，置于 100 mL 容量瓶内，加蒸馏水至刻度。

③250 mEq/L 钠标准液：准确吸取当量钠溶液 25.0 mL，置于 100 mL 容量瓶内，加蒸馏水至刻度。

④200 mEq/L 钠标准液：准确吸取当量钠溶液 20.0 mL，置于 100 mL 容量瓶中，加蒸馏水至刻度。

【实验器材】光电比色计、冰箱、离心机、烧杯、试管、吸管。

【实验方法】

1．收集各实验组相应时间内的家兔尿液，分别合并混匀，测量总量。分别吸取各组尿液 5mL，加入氢氧化钙 0.2 g，摇匀，放置 15min，过滤，以除去磷酸盐类。

2．滤过之尿液与等量 200 mEq/L 钠标准液混合，吸取 0.1 mL，按表 4－6 操作。

表 4－6　尿液中钠离子测定的快速比色法操作步骤

步骤	管别		
	空白管（mL）	标准管（mL）	测定管（mL）
与 200 mEq/L 钠标准液混合的尿液	–	–	0.1
150mEq/L 标准液	–	0.1	–
250mEq/L 标准液	0.1	–	–
醋酸铀镁试剂	5.0	5.0	5.0
以玻棒充分搅拌，使生沉淀，试管加塞，置冰箱中 10min，离心沉淀。			
分别吸取上清液于另外三只试管中	0.2	0.2	0.2
1% 醋酸溶液	8.0	8.0	8.0
10% 亚铁氰化钾溶液	0.4	0.4	0.4

混匀后，10 min 内用 520 nm 或绿色滤光片光电比色，以 250 mEq/L 钠标准管作空白管，校正光密度到 0 点，读取标准管（150mEq/L 钠溶液）及测定管的读数。

【实验结果】汇总全班实验数据，按下式计算尿中钠离子的含量。

$$\left[250-\left(\frac{\text{测定管光密度}}{\text{标准管光密度}}\times 100\right)-100\right]\times 2 = Na^{+}\ mEq/L$$

Na^+ mEq/L × 2.3 = Na^+ mg/100 mL

【注意事项】

1. 醋酸铀镁的加入量必须准确，否则将影响实验结果。

2. 操作时试管放入冰箱及离心沉淀时，均需加塞，以免试剂中乙醇浓度变化而影响结果。

3. 醋酸铀镁试剂中所含醇的浓度必须为 80%（V/V），否则影响钠的沉淀。

4. 尿中钾的浓度较高，与醋酸铀镁试剂作用后能与钠共同发生沉淀。但如将尿钠浓度提高至 150mEq/L 以上时，则钾的干扰就不明显，因此宜在尿液中事先加入适当浓度钠标准液，然后测定之。测定尿液与 200mEq/L 钠标准液作等量混合，标准液与尿液均同时被稀释 2 倍，故需将测定结果扣除 100mEq/L 后再乘以 2。

5. 本法测定尿钠之浓度范围为 0～250mEq/L。如尿钠过高，加入钠标准液后测定结果超过 250 mEq/L 时，则应不加钠标准液重行测定，或将尿液稀释后测定。

（二）尿中氯离子的银滴定法

【实验试剂】 1. 硝酸银标准液（每 1mL 相当于氯化钠 1 mg 或氯离子 0.606 mg）：准确称取纯硝酸银 2.063 g，置于 1000 mL 容量瓶内，加蒸馏水少许使其溶解，再以蒸馏水稀释至刻度。

2. 20% 铬酸钾溶液：称取铬酸钾（K_2CrO_4）20 g，用蒸馏水溶解并稀释至 100 mL。

【实验器材】 滴定管、吸管、白瓷蒸发皿。

【实验方法】 用吸管准确吸取尿液 1.0 mL，置于蒸发皿中，加蒸馏水 10 mL 和 20% 铬酸钾溶液 2 滴，慢慢滴入硝酸银标准液，随滴随摇，至呈不褪色的桔红色为止。记录所消耗硝酸银标准液的 mL 数。

【实验结果】 汇总全班实验数据，按下式计算尿中氯离子的含量。滴定时所消耗的硝酸银标准液 mL × 0.606 × 100 = Cl^- mg/100 mL。

（刘　铮）

实验九　家兔有机磷中毒与解救

【目的与原理】

掌握家兔有机磷酸酯类的中毒症状及阿托品和解磷定的解救作用；掌握胆碱酯酶活力的测定方法；了解胆碱酯酶活力测定时的基本反应过程。

有机磷酸酯类通过抑制胆碱酯酶活性，使乙酰胆碱在体内堆积，产生中毒症状。抗胆碱药阿托品能解除有机磷酸酯类中毒的 M 样症状，而解磷定可复活胆碱酯酶，恢复其水解乙酰胆碱的能力，以对骨骼肌震颤的效果产生最快，两药合用可提高解毒效果。

【实验对象】家兔，2.5～3.0 kg。

【实验药品】0.1%硫酸阿托品、5%敌百虫、1%肝素、2.5%解磷定。

【实验器材】注射器（5 mL、10 mL、20 mL）、测瞳孔尺、刀片、采血杯、动脉夹、棉球。恒温水浴、分光光度计、试管架、试管、吸管（0.2 mL、1 mL、2 mL、5 mL）、加样器、滤纸、漏斗。

一、中毒症状的观察

【实验方法】

1．取家兔 2 只，称重，观察并记录活动情况、呼吸（频率、有无呼吸困难、呼吸道有无分泌物等）、瞳孔大小、唾液分泌、大小便、肌张力及有无震颤等。

2．为采血方便，向家兔耳缘静脉注射 1% 肝素 0.5 mL/kg。

3．用酒精棉球擦拭兔耳外缘静脉或沿静脉走行拔毛，使其充血明显，用刀横向切开中段耳缘静脉，使血液（0.5～1 mL）自然流入采血杯中，并轻轻振荡采血杯，防止凝血。依上述方法取甲乙两兔耳静脉血各一份，供测正常胆碱酯酶活性用。

4．分别给甲乙两兔耳缘静脉注射 5%敌百虫 2mL/kg。按前述指标观察并记录中毒症状，待中毒症状明显时，依上法再次采血供测中毒后胆碱酯酶活性用，然后，甲兔立即静脉注射硫酸阿托品 1 mL/kg，乙兔立即静脉注射解磷定 4 mL/kg，观察并记录甲乙两兔的中毒症状有何变化，在症状改善明显时采血，供测解救后胆碱酯酶活性用。

【实验结果】根据本实验的观察项目，列表记录甲乙两只家兔中毒前后和用不同药物解救后的症状及血液胆碱酯酶活性的改变。

二、胆碱酯酶活性的测定方法（Hestrin 法）

【实验原理】乙酰胆碱在血液中被胆碱酯酶水解，产生醋酸和胆碱。在一定条件下，水解乙酰胆碱的量与胆碱酯酶的活性成正比，故在反应体系中，加入过量的乙酰胆碱使之参加反应，通过测定剩余的乙酰胆碱量即可计算出被水解的量，从而推出胆碱酯酶的活性。

乙酰胆碱呈色反应：乙酰胆碱可与羟胺作用生成乙酰羟肟酸，后者在酸性条件下与三价铁离子形成褐色的羟肟酸铁络合物，其颜色的深浅可反映乙酰胆碱含量的多少。

【实验试剂】

1．7×10^{-3}mol/L 氯化乙酰胆碱：取适量 ACh，用蒸馏水配成 2.54 %溶液，冰箱保存，用前以蒸馏水 20 倍稀释成 7×10^{-3}mol/L 溶液。

2．1 mol/L 盐酸羟胺（$NH_2\cdot HCl$）：取 13.9g 盐酸羟胺，加蒸馏水 200mL 配成 1 mol/L 溶液备用，冰箱保存。

3．3.5 N NaOH。

4．4 N HCl。

5．3.7×10^{-1} mol/L $FeCl_3\cdot 6H_2O$：取 10 g $FeCl_3\cdot 6H_2O$，加蒸馏水 20 mL 左右，浓 HCl 0.34 mL，加温溶解，最后加蒸馏水到 100 mL 制成 3.7×10^{-1} mol/L $FeCl_3$ 0.1 N HCl 溶液。

6．pH7.2 的磷酸盐缓冲液：取 $Na_2HPO_4\cdot 12\ H_2O$ 16.72 g 和 $KH_2PO_4$2.72 g，加蒸馏水到 100 mL，冰箱保存。

【方法与步骤】

1．取中试管加磷酸缓冲液 0.85 mL，血样 0.15 mL，置于 37 ± 1℃的水浴中预热 3 ~ 5 分钟。

2．加入 7×10^{-3}mol/L ACh 溶液 1.0 mL，于 37 ± 1℃的水浴中反应 40 分钟（若反应不充分，可继续反应 20 分钟），每隔 10 分钟振摇一次。

3．反应 40 分钟后立即加入碱性羟胺（1 mol/L $NH_2\cdot HCl$ 与 3.5 N NaOH 溶液在用前 20 分钟等容混合，并不时振荡）4.0 mL。

4．依次加入 4 N HCl 和 3.7×10^{-2}mol/L $FeCl_3$ 各 2 mL，每加一种试剂都要充分振摇。

5．上述反应液用滤纸过滤，将滤液倒入 1.0 mL 的比色杯中，以 530 nm 的波长比色。

6．对照管设置：对照管 1：为无血液、无 ACh 的其他试剂空白对照；对照管 2：为全血及试剂的空白对照，无 ACh；对照管 3（标准 ACh 值）：为反应系中全量 ACh 的对照，对照管的操作步骤与样品管相同。

表 4－7　胆碱酯酶活性的测定步骤

	磷酸缓冲液（mL）	全血（mL）	37℃水浴	乙酰胆碱（mL）	蒸馏水（mL）	37℃水浴	碱性羟胺（mL）	盐酸（mL）	三氯化铁（mL）		光密度 A	胆碱酯酶 Z
对照1	1.0	－		－	1.0		4.0	2.0	2.0			
对照2	0.85	0.15		－	1.0		4.0	2.0	2.0			
对照3	1.0	－		1.0	－		4.0	2.0	2.0			
用药前	0.85	0.15	3~5分钟	1.0	－	40分钟	4.0	2.0	2.0	过滤		
敌百虫	0.85	0.15		1.0	－		4.0	2.0	2.0			
解磷定	0.85	0.15		1.0	－		4.0	2.0	2.0			
阿托品	0.85	0.15		1.0	－		4.0	2.0	2.0			

【实验结果】 胆碱酯酶活性值以 0.15 mL 全血在 40 分钟内水解 ACh 的 μmol 来表示（μmol ACh/0.15 mL/40min）

1．酶活性值的计算

$$样本全血胆碱酯酶活性值=\frac{A_3+（A_2-A_1）-A_{样本}}{A_3-A_1}\times 7$$

A_1，A_2，A_3 和 $A_{样本}$分别为对照管 1、2、3 和样品管的光密度值。A_3-A_1 为单纯 ACh 全量的光密度值，A_2-A_1 为血液的光密度值，$A_3+(A_2-A_1)$ 为 ACh、血液和试剂的光密度，$A_3+(A_2-A_1)-A_{样本}$为分解的 ACh 的光密度值。

2．酶活性值的百分数计算

$$酶活性值的百分数=\frac{样本全胆碱酯酶活性值}{正常全血胆碱酯酶活性值}\times 100\%$$

【注意事项】

1．有机磷农药静注时中毒症状发生快，抢救必须及时，如经 15 min 尚未出现中毒症状，可追加 1/3 量。敌百虫亦可改用腹腔注射给药。这样对于初学者来说还可以保存完好的耳缘静脉以备抢救之用。

2．敌百虫可经口、皮肤或呼吸道进入体内，手接触后应立即用自来水冲洗，切勿用肥皂，因为敌百虫在碱性环境可转变为毒性更强的敌敌畏。实验室应保持良好的通风，实验后应妥善处理接触过敌百虫的器具。

3．本实验系为分析阿托品和解磷定的解毒机制而设计。在临床实际应用中，需将阿托品和解磷定配合应用，才能获得最好的解毒效果。

4．解磷定剂量过大时，其本身也能抑制胆碱脂酶的活性，从而加重毒性反应。

（杨静玉）

实验十　抗肿瘤药物的骨髓抑制与预防（彗星试验）

【目的与原理】

学习用彗星试验法测定 DNA 损伤；观察抗肿瘤药物对骨髓细胞 DNA 损伤作用及绞股蓝的保护作用。

彗星试验（comet assay）：又称单细胞凝胶电泳技术（single cell gel electrophoresis assay，SCGE），是一种在单细胞水平上检测真核细胞 DNA 损伤与修复的方法。环磷酰胺（CTX）是一种烷化剂，临床上常用来作为肿瘤抑制剂和免疫抑制剂，它会诱导免疫功能低下和骨髓抑制，造成骨髓细胞 DNA 损伤。对于绞股蓝的药理学研究发现其对遗传性损伤有明显的修复作用。通过彗星试验可检测 CTX 对骨髓 DNA 的损伤程度及绞股蓝对 DNA 的保护作用。

【实验对象】昆明种小鼠 20～22g，雌雄兼用。

【实验药品】环磷酰胺，绞股蓝，生理盐水，正常熔点琼脂糖（NMA），低熔点琼脂糖（LMA），PBS 缓冲液，Merchants'溶液，细胞裂解液，TritonX－100，DMSO，碱性电泳缓冲液（1 mmol/L Na_2EDTA，300 mmol/L NaOH），溴化乙啶（EB，20 μg/mL），荧光染色剂。

【实验器材】注射器，试管，试管架，载玻片，盖玻片，水平电泳槽，稳压电源，荧光显微镜，LUCIA 分析软件。

【实验方法】

一、给药方案：实验小鼠随机分成 4 组，每组 4 只，雌雄各半。按不同组别给予不同饲料，让其自由摄食。CTX 组和阴性对照组投放常规饲料，绞股蓝 CTX 组和绞股蓝对照组投放含 10% 绞股蓝饲料。第 11 天开始给药。CTX 组及绞股蓝 CTX 组腹腔注射 CTX 0.145g/kg，另两组腹腔注射等容积生理盐水 2 次给药间隔 24 h。

二、取材：第 2 次给 CTX 后 6 h 脱颈处死小鼠，取股骨骨髓。用 Merchants'溶液（0.14 mol/L NaCl、1.47 mmol/L KH_2PO_4、2.7 mmol/L KCl、8.1 mmol/L Na_2HPO_4、0.53 mmol/L Na_2EDTA、pH 7.4）处理，收集细胞混悬液。用台盼蓝拒染法检验活细胞百分率高于 95%。10μl 细胞混悬液（细胞数 > 10 000）与 75μl 低浓度裂解液琼脂糖在 37℃混合，然后加入正常浓度的裂解液琼脂糖，装片。

三、彗星试验

1．制片

第一层为正常熔点琼脂糖（NMA）：将含 100 μl 1% NMA 的 PBS 缓冲液滴在玻片上，迅速盖上干净的 1 号盖玻片，置 4℃下 10 min 使 NMA 凝固。第二层为含细胞的低熔点琼脂糖（LMA）：将受检细胞液与含 0.5% LMA 的 PBS 缓冲液 1∶1 混合，继之，揭去盖玻片，轻轻刮去第一层凝胶，迅速将 100 μl 含有骨髓细胞的 LMA 滴到第一层琼脂糖上，立即盖上 2 号盖玻片，置 4℃下 10 min 使 LMA 凝固。第三层为不含细胞的 NMA：在室温下小心移去盖玻片，滴加 100μl 含 0.6% NMA 的 PBS 缓冲液，盖上 3 号盖玻片，置 4℃下 10 min

凝固。

2．细胞裂解

移去盖玻片，将载玻片浸入新配制的预冷的4℃细胞裂解液中（含 2.5 mol/L NaCl、100 mmol/L Na_2EDTA、10 mmol/L Tris－HCl pH10，用前加 1% TritonX－100，10% DMSO）2h。

3．DNA 碱解旋

将载玻片取出，置于水平电泳槽的阳极端，电泳槽中盛有新配制的碱性电泳缓冲液（1 mmol/L Na_2EDTA，300 mmol/L NaOH），约覆过载玻片胶面 0.25 cm 左右，放置 40 min。

4．电泳

在电压 18 V、电流 300 mA 下，电泳 30 min。电压、电流可用改变缓冲液液面高度来调节。

5．中和及染色

电泳后将载玻片取出，用 4 mmol/L Tris－HCl pH7.5 缓冲液中和，每次 5 min，中和三次。再缓缓加入无水乙醇将载玻片浸埋 1 h，之后，凉干或室温下过夜。每载玻片 50 μl 溴化乙啶（EB）水溶液，再盖上盖玻片染色。

6．阅片

EB 染色后的样本应尽快在荧光显微镜下观察电泳图像。在荧光显微镜下，DNA 被染成红色，没有发生 DNA 断裂，无 DNA 断片从头向阳极迁移的细胞只有一个圆形的荧光头，发生了 DNA 断裂的细胞则表现为断片离开头部向阳极方向迁移，形成一个像彗星样的拖尾。每个样本随机观察 40 个细胞，使用 LUCIA 软件分析。

【实验结果】采用 LUCIA 彗星分析软件，同时得到彗星头和尾 DNA 含量、头半径、积分光密度、尾长、尾矩、Olive 矩以及头和尾的面积等指标，精确评价细胞 DNA 损伤的程度。实验数据采用均值±标准差（$\bar{X}$±SD）表示，采用两因素方差分析（ANOVA）判断总体显著性差异，组间资料采用 Fisher's least－significant difference（LSD）检验，分析绞股蓝组对 CTX 诱导骨髓细胞 DNA 损伤的保护作用。

【注意事项】

1．在铺第一层胶时，载玻片需要预热，否则胶易凝。

2．揭盖薄片时要小心，待胶充分冷凝后轻轻揭下。

3．电压及电泳时间对细胞 DNA 影响较大，操作时要严格控制。

4．染色时，溴化乙啶为致癌物，注意做好防护措施。荧光染色后的标本应尽快在荧光显微镜下观察。

（杨静玉）

第五章　探索性实验

实验一　实验设计Ⅰ（中枢神经系统药物辨别）

【目的和原理】通过药物鉴别实验，掌握中枢神经系统药物作用的特点，并学会分析作用机制。

【实验对象】健康小鼠，体重 18～22 g，雌雄均可。

【实验药品】苦味酸、A 药、B 药、C 药。

【实验器材】1 mL 注射器 3 支、玻璃缸 3 个。

【实验方法】

1．取 9 只小鼠分别标记称重、编号，均分成 3 组。观察一般活动（翻正反射是否存在，静卧还是活动不止），记录观察之所见。

2．给药：

第 1 组小鼠腹腔注射 A 药，剂量为 0.1 mL/10 g；

第 2 组小鼠腹腔注射 B 药，剂量为 0.1 mL/10 g；

第 3 组小鼠腹腔注射 C 药，剂量为 0.1 mL/10 g。

3．给药后连续观察 40 min，并记录下列指标：①一般活动；②翻正反射是否消失以及消失时间、恢复时间；③惊厥先兆（竖尾、跳跃、尖叫、咬齿等）出现时间以及消失时间；④静卧出现的时间及消失时间。

【实验结果】根据实验所见记录实验结果，然后确定 A、B、C 各为何药并说明理由。

（1）给药前

组别	编号	一般活动
A 药组	1	
	2	
	3	
B 药组	1	
	2	
	3	
C 药组	1	
	2	
	3	

（2）给药后

组别	编号	一般活动	翻正反射	惊厥	静卧
A药组	1				
	2				
	3				
B药组	1				
	2				
	3				
C药组	1				
	2				
	3				

【提示】已知A、B、C三种未知药是生理盐水、氯丙嗪、戊巴比妥钠和尼克刹米中的三种，但不知A、B、C是何药。

（马恩龙）

实验二　实验设计Ⅱ（考察未知药物是否有镇静催眠作用）

【目的和原理】利用小鼠和已知药物戊巴比妥钠，观察未知药物是否有镇静催眠作用。

给予小鼠镇静催眠药物后会出现自主活动减少、翻正反射消失等现象，并协同巴比妥类药物的催眠作用。实验通过观察未知药物是否降低自主活动，判断其是否具有镇静作用；通过观察未知药物是否引起小鼠翻正反射消失、是否对阈下催眠剂量的巴比妥钠具有协同作用，判断其是否有催眠作用。

【实验对象】健康小鼠，体重 18～22 g，雌雄均可。

【实验药品】受试药（A、B）、戊巴比妥钠（300 mg/mL）、生理盐水。

【实验器材】小动物自主活动检测装置，注射器，恒温水浴，马口铁皮。

【实验方法】

1．自主活动测定：将小鼠分为空白对照组、受试药 A、B 组共 3 组。每组 10 只。分别给予生理盐水、受试药 A、B，给药 25min 后，将小鼠放入自主活动检测装置中适应 5min，然后测定并记录 25min 内的自主活动次数。

2．对戊巴比妥钠阈下催眠剂量的影响：将小鼠分为空白对照组和受试药 A、B 组共 3 组，每组 10 只。分别给予戊巴比妥钠（30mg/kg）加生理盐水、戊巴比妥钠（30mg/kg）加受试药 A、戊巴比妥钠（30mg/kg）加受试药 B，然后以翻正反射消失为指标，观察 15min 内有多少只小鼠翻正反射消失达 30 秒以上，如超过 30 秒即视为发生睡眠的动物。

【实验结果】计录每组小鼠自主活动次数，用组间 Dunnet′test 进行显著性检验。

催眠实验用 χ^2 test 检验各给药组与对照组间有无显著性差异。

【实验结果】

1．睡眠实验宜在 24～25℃安静环境下进行。

2．翻正反射是将小鼠背朝下轻轻放在马口铁皮上，铁皮保持 30℃，并轻轻振动，若动物背向下的姿势保持 30 秒以上，则认为翻正反射消失。

（杨静玉）

实验三　实验设计Ⅲ（传出神经系统药物辨别）

【目的和原理】利用离体家兔小肠标本及已知药物，观察未知药物的作用并判断该未知药物属于哪一类别。

家兔小肠平滑肌上存在α、β、M受体，肾上腺素等能够兴奋α、β受体的药物可使小肠平滑肌抑制，蠕动减弱。而乙酰胆碱等可兴奋M受体的药物能使小肠平滑肌收缩，蠕动增强，此作用可被阿托品等M受体阻断剂所阻断。故可根据加药后小肠平滑肌的反应，判断所加药物的类别。

【实验对象】家兔，雌雄兼用，体重2～3 kg。

【实验药品】5×10^{-4} mol/L氯化乙酰胆碱（A）、0.03%硫酸阿托品（B）、0.01%盐酸肾上腺素（C）、20%氯化钡（D）、Tyrode营养液（附录一）。

【实验器材】S501－A型数显恒温水浴器、RM6240BD型多道生理信息采集处理系统、麦氏浴槽、肌肉张力换能器、微调定位器、氧气瓶、L型氧气钩、高位吊瓶、手术器械、精密pH试纸（6.4～8.0）、铁支架、铁三足架、铁圈、双凹夹、弹簧夹、注射器（0.25、0.5、1.0、2.5、5.0 mL）、烧杯（500、1000 mL）、量筒、缝针、缝线。

【实验方法】

参照第四章之实验三的方法，自行设计实验方案，要求用1～2段肠管在4小时内完成实验，并判断出各被试药分别属于哪一类别。

【实验结果】

根据实验加药顺序及实验结果，对未知药物进行分析，并进一步推断药物发挥作用的方式，指出各药分别属于哪一类别，说明理由。

【注意事项】

1. 操作时应避免牵拉肠管，造成肠管活性不好。
2. 肠管两端穿线采用十字交叉法，肠管不易扭曲，便于营养液的流通。
3. 每次给药前均应浸洗肠管2～3次。
4. 给药时将药液直接加入麦氏浴槽内的液面上，不要碰线，也不要碰到管壁。

（张予阳）

Chapter 6 Basic Experiments

Experiment 1 LD_{50} determination of metriphonate

Purpose

Death of animals indicates the toxicity of the treated drug. LD_{50}, the dose that induces test animals died half to undertake, is used as index of acute toxicity. X – axis is the logarithmic dose, Y – axis is the percentage of death, and the relation between them is described as "S" shaped curve. The middle of section has a small deviation and a high accuracy. The purpose of the present experiment includes ①to grasp the method of 50% lethal dose (LD_{50}) detection; ②to study the statistic analysis of reducing probit method and ③to understand the acute toxicity test and safety evaluation of a new drug.

Animal

Mice (male and female, 18 ~ 22 g).

Reagents and Drugs

5% metriphonate solution, carbazotic acid solution.

Instruments

Syringe, mouse cage, balance.

Methods (Reducing probit method)

1) to search dosage range: to 3 mice in each group, metriphonate were injected i. p. with different dilution (such as 8 ×, 4 ×, 2 ×). The numbers of died body were counted and death rate was calculated. Modification of doses to find out the dose range of 10 % to 90 % death rate.

2) formal test: 96 mice are divided into 6 groups in random by body weight. To mice in each group, metriphonate are injected i. p., 0.10 mL /10g, 0.12 mL /10g, 0.14 mL / 10g, 0.17 mL /10g, 0.20 mL /10g, 0.24 mL /10g. (different dose with geometric proportion within the dosage range of 10 % to 90 % death rate, ratio between 1:0.7 to 1:0.85, death rate between 10 % ~ 50 % in half and death rate between 50 % ~ 90 % in another half)

3) Toxic symptom would be investigated after administration. The dead body would be

counted 60 minutes later. LD_{50}, confidence interval and coefficient of variation need to calculate.

Results

Group	dosageD	logarithmic dose X	Death numbers	death rate	probability unit Y	Weighted coefficient	Weight
1							
2							
3							
4							
5							

Equations for calculation.

In the case of 2 dosages:

$$LD_K = \log^{-1}\left[\frac{I \times (Y_K - Y_1)}{Y_2 - Y_1} + X_1 + \frac{I}{2}\right]$$

$$S_{LD_K} = \frac{2.3 \times I \times LD_K}{(Y_2 - Y_1)^2} \cdot \sqrt{\frac{4(Y_K - Y_1)^2 + (Y_2 - Y_1)^2}{\sum W}}$$

In the case of 3 dosages:

$$LD_K = \log^{-1}\left[\frac{2I \times (Y_K - \bar{Y})}{Y_3 - Y_1} + X_2\right]$$

$$S_{LD_K} = \frac{4.6 \times I \times LD_K}{(Y_3 - Y_1)^2} \cdot \sqrt{\frac{6(Y_K - \bar{Y})^2 + (Y_3 - Y_1)^2}{\sum W}}$$

In the case of 4 dosages:

$$LD_K = \log^{-1}\left[\frac{10 \times I \times (Y_K - \bar{Y})}{3(Y_4 - Y_1) + (Y_3 - Y_2)} + X_2 + \frac{I}{2}\right]$$

$$S_{LD_K} = \frac{23 \times I \times LD_K}{[3(Y_4 - Y_1) + (Y_3 - Y_2)]^2} \cdot \sqrt{\frac{80(Y_K - \bar{Y})^2 + [3(Y_4 - Y_1) + (Y_3 - Y_2)]^2}{\sum W}}$$

In the case of 5 dosages:

$$LD_K = \log^{-1}\left[\frac{10 \times I \times (Y_K - \bar{Y})}{2(Y_5 - Y_1) + (Y_4 - Y_2)} + X_3\right]$$

$$S_{LD_K} = \frac{23 \times I \times LD_K}{[2(Y_5 - Y_1) + (Y_4 - Y_2)]^2} \cdot \sqrt{\frac{50(Y_K - \bar{Y})^2 + [2(Y_5 - Y_1) + (Y_4 - Y_2)]^2}{\sum W}}$$

Confidence interval of $LD_K = LD_K \pm 1.96 S_{LD_K}$ (P = 0.95)

$= LD_K \pm 2.58\ S_{LD_K}$ (P = 0.99)

$$\text{Coefficient of variation} = \frac{1.96 S_{LD_K}}{LD_K} \quad (P = 0.95)$$

$$= \frac{2.58 S_{LD_K}}{LD_K} \quad (P = 0.99)$$

X_1, X_2: logarithmic dose, from low to high

P_1, P_2: Death rate of animals in each group

Y_1, Y_2: Probability unit change – over from death rate in different dosage group

Wc: Weighted coefficient

W: Weight

W = n Wc (animal numbers in each group × Weighted coefficient)

n: animal numbers in each group N: Number of groups

I: Logarithm of dosage geometric proportion

Example

Mice were injected via i. p. with acetylcholine esterase reactivating agent, died number of animals were counted 3 days later. Please calculate LD_{50} and confidence interval.

Dosage D (mg/kg)	logarithic dose X	death number	death rate	probability unit Y	weighted coefficient Wc	weight W
100	2.0000	1/10	10%	3.72	0.343	3.43
125	2.0969	6/10	60%	5.25	0.621	6.21
156	2.1937	9/10	90%	6.28	0.343	3.43
$\sum$				15.25		13.07

$$I = \log \frac{125}{100} = 2.0969 - 2.000 = 0.0969$$

$$\bar{Y} = \frac{\sum Y}{N} = \frac{15.25}{3} = 5.08$$

$$LD_{50} = \log^{-1}\left[\frac{2I \times (Y_K - \bar{Y})}{Y_3 - Y_1} + X_2\right]$$

$$= \log^{-1}\left[\frac{2 \times 0.0969 \times (5 - 5.08)}{6.28 - 3.72} + 2.0969\right]$$

$$= \log^{-1}(2.0969 - 0.0061) = \log^{-1} 2.0908 = 123.2 \text{ mg / kg}$$

$$S_{LD_{50}} = \frac{4.6 \times I \times LD_K}{(Y_3 - Y_1)^2}\sqrt{\frac{6(Y_K - \bar{Y})^2 + (Y_3 - Y_1)^2}{\sum W}}$$

$$= \frac{4.6 \times 0.0969 \times 123.2}{(6.28 - 3.72)^2}\sqrt{\frac{6(5 - 5.08)^2 + (6.28 - 3.72)^2}{13.07}}$$

$$= \frac{54.915}{6.5536}\sqrt{\frac{6.592}{13.09}} = 8.379 \times 0.7096 = 5.946$$

confidence interval of $LD_{50} = 123.2 \pm 1.96 \times 5.946$

$$= 123.2 \pm 11.6 \text{ mg / kg} \quad (P = 0.95)$$

$$\text{Coefficient of variation} = \frac{11.6}{123.2} = 0.094 = 9.4\%$$

Notice

Dosage of administrate should be injected exactly. Pay attention to the reaction of drug in mice after injection.

(Kan Qi – Ming)

Experiment 2 Anticonvulsant effect of pentobarbital sodium in the mouse

Purpose

Nikethamide produces excitation in respiration center directly. When quantity led greatly, it strengthened the central nervous system excitement, causing convulsant reaction. Pentobarbital sodium potentiates the combination of GABA to $GABA_A$ receptor, facilitates Cl^- inflow, hyperpolarizes neurons and makes them refractory to excitation. The purpose of the present experiment includes ①to study the basic model for testing anticonvulsant effects; ② to investigate protective effect of anticonvulsant, pentobarbital sodium in convulsant mice induced by nikethamide and ③to study statistical analysis of Chi – square test.

Animal

Mice (female and/or male, 18 ~ 22g).

Reagents and Drugs

0.5 % pentobarbital sodium, 5 % nikethamide, saline.

Instruments

balance, mouse cage, syringe.

Methods

8 animals weighted, marked and divide into groups randomized by body weight. Animals received injection i. p. of pentobarbital sodium 50 mg/kg or saline (0.1 mL/10g) 20min before subcutaneous administration of nikethamide 0.15 mL/10g. Posterior limb tetania indicate the symptom of canvalsant. The number of positive animal would count 30 min later.

Results

Collect all result from the whole class, data were shown by amounts of died animals. Statistic analysis test would perform by χ^2 test。

Fourfold table data means equation:

$$\chi^2 = \frac{(ad - bc)^2 \cdot n}{(a+b)(c+d)(a+c)(b+d)}$$

n: Total number of animals

Group	Positive	Negative	Total
Test group	a	b	a + b
Control group	c	d	c + d
Total	a + c	b + d	a + b + c + d = n

degree of freedom n' = (row number − 1) · (rank number − 1)

Lookup χ^2 statistical table

Notice

Keep quiet in lab after administration to avoid excitation in mice.

(Kan Qi – Ming)

Experiment 3 Analgesic effect of morphine

1. Hot plate model

Purpose

In this test, animals were individually placed on a hot plate maintained at a constant temperature (55 ± 0.5 °C). The latencies to first licking of hind paw during thermal stimulation were measured in seconds as an index of nociceptive threshold with cut off time of 60 sec. This index was referred to as pain threshold. Pain threshold elongation shows the analgesic effect of drug. The purpose of the present experiment includes ①to investigate the analgesic effect of morphine and ②to study the animal model for evaluate the analgesic effect of drugs.

Animal

Mice (female, 18 ~ 22g).

Reagents and Drugs

0.1% morphine hydrochloride, saline.

Instruments

thermostatic waterbath, mouse cage, balance, syringe, hot plate.

Methods

Animals were individually placed on a hot plate maintained at a constant temperature (55 ± 0.5 °C). The latencies to first licking of hind paw during thermal stimulation were measured in seconds as an index of nociceptive threshold. The latencies within 10 – 30s by detection duplicated were selected to perform the formal experiment. The average is calculated as basic pain threshold values.

Select 6 mice of 18 – 22g, whose basic pain threshold values are within 10 – 30s. Divide them into 2 groups at random. There are saline group as control, morphia group 0.15 mg/10 g (0.1% morphine hydrochloride, 0.15 mL/10 g). After administration i. p., the tested mice was put into an aluminium cup in a 55 ± 0.5℃ super thermostat and the latencies to first licking of hindpaw during thermal stimulation were measured in seconds as an index of nociceptive threshold with cut off time of 60 sec. Record nociceptive threshold 15 minutes, 30 minutes, 45 minutes, 60 minutes and 90 minutes after the administration and calculate the increasing percentage of nociceptive threshold.

Results

Fill in the form and calculate increased percentage of nociceptive threshold in each point after treatment. Time course would be analyzed and discussed with either drug; X – axis is time for treatment, Y – axis is increased percentage of pain threshold.

Increased percentage of nociceptive threshold = [nociceptive threshold value after administration – basal threshold] / basic threshold × 100%

Animal	Body weigh (g)	Dosage (mg/kg)	nociceptive threshold (s)					
			Before administration	15min	30min	45min	60min	90 min
1								
2								
3								
4								
5								
6								

Notice

1) Individual variation are significant in hot plate test, animals should be selected by the criteria that the latency to first licking of hind paw within 10 ~ 30sec. Hypersusceptibility, clumsy, or saltation mice should be rejected.

2) Female mice are selected in test. Scrotum of male mice are sensitive to thermal stimulation that would make the mouse jumped – up.

3) Room temperature wave within 13 ~ 18 ℃ that is the best temperature range to the sensitivity for thermal stimulation.

2. Torsion by acetic acid

Purpose

Large areas of persistent pain within deep part in abdominal cavity were induced by some chemical stimulus injected i. p. in mice. Torsional movement is an index for pain. Decrease of numbers for torsion indicates the analgesic effect of drugs. The purpose of the present experiment includes ①to investigate the analgesic effect of morphine and ②to study the animal model for evaluate the analgesic effect of drugs.

Animal

Mice (male and/or female, 18 ~ 22g).

Reagents and Drugs

0.1% morphine hydrochloride, 4% aspirin suspl., 0.6% Acetic acid solution, saline.

Instruments

Balance, syringe, mouse cage.

Methods

Select 6 healthy mice with body weight 18 ~ 22g. Divide them into 3 groups randomized by body weight. There were normal saline group for control: normal saline, equal volume compared with other groups, i. g. Testing group of 4% aspirin suspl. 6 mg/10 g (0.15 mL/10 g), i. g, and positive control group of 0.1% morphine hydrochloride 0.15 mg/10 g (0.15 mL/10 g), s. c. One hour after the last administration to all above groups, inject 0.6% acetic acid intraperitoneally to mice (0.2mL each) to initiate the torsion reaction. The latency to torsion in mice and the numbers of torsion in 20 minutes were investigated. Appearance of torsion include abdomen contraction, twist body, hind limb expansion and wriggle.

Calculate the inhibition rate of torsion in all administration groups after collection of all data got in class.

$$\text{Analgesic rate} = \frac{\text{numbers of torsion in normal saline group} - \text{numbers of torsion in administraion group}}{\text{numbers of torsionin normal saline group} \times 100\%}$$

Results

Data were shown by analgesic rate. Comparisons between values were analyzed using student *t*-test.

Notice

1) 6% acetic acid solution must prepared freshly before administration. The cover of cup need to sealed completely. The stimulation decreased if the reagent stocked for long time.

2) Mice were kept in controlled temperatures (20 ℃), Analgesic rate decreases if body weight less than 18g.

3) Analgesia efficiency is considered over 50% by analgesic rate.

(Kan Qi – Ming)

Experiment 4　Antipyretic effect of drug

Purpose

The rabbit got fever after injection of antityphoid and antiparatyphoid vaccine. Antipyretic effect of antipyretic analgesic was observed by decreased body temperature of rabbits that got fever and glucocorticosteroid was used as positive control.

Animal

Rabbit (female and/or male, 2 ~ 3kg).

Reagents and Drugs

Saline for injection, 5% aminopyrine injection, dexamethasone sodium phosphate injection, typhoid and paratyphoid vaccine, liquid paraffin.

Instruments

Thermometer for rectal use, pedobarometer, box for immobility of rabbit, syringe (2mL, 5mL), cotton ball with alcohol.

Methods

3 rabbits were selected, weighted, and normal temperatures were detected. Typhoid and paratyphoid vaccine 0.5 mL/kg were injected i.v. via ear vein. Antipyretic analgesic was injected after temperature increased more than 1℃ (0.5 ~ 1 hour duration).

A. rabbit injected saline i. p. 2 mL/kg as control.

B. rabbit injected dexamethasone sodium phosphate i. p. 2.5 mg/kg as positive control.

C. rabbit injected aminopyrine solution i. p. 100 mg/kg.

Temperatures were detected after 30, 60 and 120min administration, comparisons between values were analyzed obtained in the same group before and after drug administration.

Results

Number	Body weight (kg)	Vaccine volme (mL)	Durg and dosage	body temperature℃				
				Normal	Fever	After administration		
						30′	60′	120′

Notice

Keep quiet in lab. Avoid of making rabbit struggle when administration or temperature detection was performed, otherwise body temperature would be increased. Make sure the mercury column of thermometer lower than 35 ℃ before temperature detection. A rabbit rectal temperature was detected by the same thermometer to make the qualification one and all. Healthy rabbit would be chosen, body weight higher than 1.5kg, body temperature between 38.5 ~ 39.5 ℃.

(Kan Qi – Ming)

Experiment 5 The effect of drugs on coronary blood volume in isolated guinea pig heart

Purpose

The pressure of the perfusion fluid closes the aortic valve, so the fluid passes only through the coronary vessels and escapes from the inferior vena cava. The volume we collected would reflect the rate of coronary blood flow. The purpose of the present experiment includes①to study the method how to isolate the heart of guinea – pig; ②to investigate the effect of drugs on coronary blood volume and ③to study statistical analysis of matched *t* – test.

Animal

Guinea – pig (female and/or male, 250 ~ 350g).

Reagents and Drugs

Ringer – Locke solution, 10μg/mL isoproterenol sulfate (ISO), complex prescription of salvia miltiorrhiza injection, 0.1U/mL pituitrin (Pit)

Instruments

Reservoir with constant pressure, thermostat, heart muff, aorta cannula, thermometer, gas supply unit, surgical instruments, culture dish, volumetric cylinder, syringe

Methods

1) The perfusion fluid is oxygenated Ringer – Locke solution, which is applied at constant pressure from the reservoir and warmed to 37℃ by the water circulated from the thermostat.

①thermostat : 37 ± 0.5℃.

②constant pressure: 40 ~ 60cm water column.

③all the apparatus should be filled with the perfusion fluid without bubble within the aortic cannula.

④ O_2: 2 ~ 3 bubbles/sec.

2) The guinea pig is performed by a deathblow. The ribs are cut through alongside the base of the sternum by inserting blunt scissors between the two and opening them until throat. Heart is examined to see if it was touched. The heart, with at lest 1cm. of aorta at-

tached, is removed by inserting medium size scissors with curved blades as quickly as possible and placed in a dish of Ringer – Locke solution at room temperature. The preparation is squeezing several times when first placed in the Ringer – Locke solution, so as to remove as much blood as possible. The aorta is located and all other vessels and tissue connected to the heart are trimmed away until nothing is left except the auricles. The aorta is cut just below the point where it divides and the heart is transferred to the perfusion apparatus where the aorta is tied onto the glass cannula. Care must be taken to see that air bubbles do not enter the aorta and any bubbles, which have formed in the cannula should be removed.

3) Open alligator clip to make Ringer – Locke solution flow from aorta to the coronary vessels and escapes from the inferior vena cava and the broken ends of fractured bone.

4) Coronary blood volume detection. The perfusion fluid through heart muff and the rate of flow can be measured with a graduated cylinder and stopwatch. Reading of the coronary flow can be taken over a period of 1 minute persistently. The preparation must be stable in this way for 5 – 10 min until the volume error less than 0.5mL before an experiment was begun (5 ~ 10mL/min is the appropriate volume). The average is the basal volume before administration. Drugs are added to the preparation by injection through the rubber cap into the perfusion fluid. The effects pass off in a few minutes as the drugs are washed through. Reading of the flow should be taken about once every 1 minute. The maximum or minimum volume within 10 minutes after drug was injected should be recorded. Further doses should not be given until the preparation has recovered and the rates are steady, or until they have settled down steadily at new control levels.

Complex prescription of salvia miltiorrhiza injection 0.3mL

ISO 0.2mL

Pit 0.2mL

Results

1. Line up all results the class got in the table underside

Calculation of increased percentage of coronary blood volume

Increased percentage of coronary blood volume

$$= \frac{\text{extrema after administration} - \text{average before administration}}{\text{average before administration}} \times 100\%$$

The efficacy of drug for expand coronary blood vessel was evaluated by increased percentage of coronary blood volume over 30%

	Coronary flow per min.（mL/min）								
	Complex prescription of salvia miltiorrhiza injection			ISO			Pit		
	Before administration average	extrema after administration	difference	Before administration average	extrema after administration	difference	Before administration average	Extrma after administration	difference
1									
2									
3									
4									
5									
6									
7									
8									
d									
S_d									

2. Matched t – test

$$t = \frac{\bar{d} - 0}{S_{\bar{d}}} = \frac{\bar{d}}{S_{\bar{d}}}$$

$$S_{\bar{d}} = \frac{\sum d^2 - (\sum d)^2 / n}{n(n-1)}$$

$\bar{d}$: average of difference between anteroposterior administration;

$S_{\bar{d}}$: standard error of difference;

n: sample size

Notice

1) Keep auricles integrity during preparation and operation finish as soon as possible.

2) Arterial cannula should be fixed before gap of corona to make the gap open during flowing

(Kan Qi – Ming)

Experiment 6 The effect of digitalis on electrocardiogram in cats

Purpose

The rate and rhythm of the heart can be studied by electrocardiography with superficial electrodes. This provides a demonstration of one aspect in drugs on heart. This experiment will study the method and illustrate the toxicity of digitalis.

Animal

Cat or guinea pig.

Reagents and Drugs

20% ethylcarbamate solution, 0.05 ~ 0.10unit/mL digitalis tincture dilution (digitalis tincture was diluted by saline)

Instruments

Electrocardiograph, recording electrode pricker, venous cannula, bench, burette for alkali, surgical instruments.

Methods

1) A cat is anaesthetized with urethane 5 mL/kg, intraperitoneally of a 20 per cent W/V solution in physiological saline 1 hour before the experiment. The animal is placed on its back on the operating table, the legs are fastened, and the head is fixed through teeth.

2) The Skin of groin is picked up and cut open with scissors or a scalpel, blunt dissection along the femoral vein is prepared free from connective tissue and any branches are tied off. Mostly this is done by blunt dissection with curved forceps but fine pointed forceps may be needed to ensure that the entire connective tissues sheath around the vein has been stripped away. The cannula and the tubing connected to it are made to insert into the femoral vein that was prepared to give drugs.

3) The electrocardiogram may be recorded simply by attaching leads to the animal. With the anaesthetized cat already set up, it is possible to use needle electrodes inserts through the skin into muscle. Needle electrodes with red, yellow, green, black color inserted into right anterior limb, left anterior limb, left posterior limb and right posterior limb respectively. The electrocardiograph is recorded with the diphase standard lead (lead Ⅱ). It is important that leads should make good contact and be attached at suitable place. Good

records of ECG should be obtained.

4) A normal ECG is recorded and then digitalis tincture dilution is injected continuously into the femoral vein with speed 1mL/min until heartbeat stopped, the administrated volume to be recorded and digitalis unit/kg bodyweight for animal death to be calculated.

Key point

Animal denomination, sexuality, bodyweight, and the method of anaesthetizing, the fatal dose of digitalis tincture dilution, the electrocardiogram diversed from low dose to high dose. Medium and low dose of digitalis tincture dilution could induce T wave depression or inversion, ST segment depression, concomitant P – R interval prolongation (atrioventricular conduction step down), QTc decurtation (ventricles refractory period decurtation), P – P interval prolongation (heart rate negative acceleration). High dose could induce anomal – waveshape, such as P wave and QRS wave coalesce, premature ventricular contraction, bigeminal rhythm, trigeminy and so on, concomitant ventricular fibrillation to death.

Announcement

Cats are sensitive to digitalis, heart rate is slow, and waves of electrocardiogram are easy to be distinguished. Rabbits are less sensitive to digitalis. The sensitivity to digitalis of rats is as low as 1/100 of that in cats. Cats or guinea pigs are the best choices for this experiment, rabbit and rat is not suitable for it.

(Kan Qi – Ming)

Experiment 7 Effect of lidocaine on arrhythmia in rats

Purpose

Barium chloride potentiates Na^+ influx in the Purkinje fibers, enhance depolarization during diastolic phase thereby induce ventricular arrhythmia (appearance include: premature ventricular contraction, bigeminal rhythm, ventricular tachycardia, ventricular fibrillation and so on). Lidocaine treatment can inhibit arrhythmia induced by barium chloride. The purpose of the present experiment includes①to study the method inducing arrhythmia in rat and ②to investigate anti – arrhythmia effect of lidocaine.

Animal

Rats (150 ~ 250g).

Reagents and Drugs

1. 10% chloral hydrate.
2. 0.4% barium chloride.
3. 0.5% lidocaine hydrate.

Instruments

RM6240 biological signal recording and analyzing system by media mix, PC80586 computer, balance, rat operation table, bioelectricity input cord, syringe (1 mL), surgical scissors, forceps for ophthalmology.

Methods

1) Adjust the condition of RM6240 to electrocardio – detection system.

2) Rats weighing 200 ~ 300g are anaesthetized with chloral hydrate 300mg/kg i.p.. 16 rats were weighted, randomized to 2 groups. The animal is placed on its back on the operating table, the legs are fastened, and the head is pinned down. The skin of groin is picked up and cut open with scissors or a scalpel, blunt dissection along the femoral vein 2cm is prepared free from connective tissue and any branches are tied off. A scalp – injection tip connecting a syringe that is filled with saline is inserted into the femoral vein for injection. The electrocardiograph is recorded with the diphase standard limb (lead Ⅱ), using needle electrodes, inserted into the subcutis of each leg of rats. Needle electrodes with red, yellow, green, black color inserted into right anterior limb, left anterior limb, left posterior limb and

right posterior limb respectively. It is important that the leads should make good contact and be attached at suitable place.

3) Good records of ECG should be obtained. A normal ECG is recorded and then arrhythmia is induced by injection of $BaCl_2$ (0.01M i.v., 0.1mL/kg) into the femoral vein within 5 ~ 10sec following by saline to wash. When arrhythmia becomes significant, 8 rats are given 0.1mL of saline i.v. as control, meanwhile the ECG is recorded up to 30min until the abnormal ECG be returned to the normal sinus rhythm. The others anaesthetized which arrhythmia has been induced are given i.v. 0.1mL of 0.01M lidocaine hydrochloride as treated group and the ECG will be observed, the abnormal ECG will be returned to the normal sinus rhythm that lasts a period of time. Data are recorded as duration. Finally antiarrhythmic effects of lidocaine are compared with the control, and statistical analysis is made using student t – test.

Results

1) Analysis of electrocardiogram

Choose "data edit" in main menu, and find out "slice districts" in "slice" menu to edit the results into one or two screens.

Choose "print" in main menu, type in "measurement", "student name" and "relative information", preview and print. Tracing the alternation of the electrocardiogram, discuss the reaction of the treatment and give the suitable explanation.

2) Data would be recorded as duration. Finally antiarrhythmic effects of lidocaine are compared with control, and statistical analysis is made using student t – test.

a. Assumption of non – difference between control group and test group. $\alpha = 0.05$

b. Calculation of t value

$$s_{(\overline{x_1} - \overline{x_2})} = \sqrt{\frac{(n_1 - 1)s_1^2 + (n_2 - 1)s_2^2}{n_1 + n_2 - 2} \times \frac{n_1 + n_2}{n_1 n_2}}$$

$$t = \frac{|\overline{x_1} - \overline{x_2}|}{s_{(\overline{x_1} - \overline{x_2})}}$$

c. Definition of P value

$n' = n_1 + n_2 - 2$, lookup t value table

d. Judgement of outcome

$t > t'n$ (0.05), $P < 0.05$ difference is significance

$t > t'n$ (0.01), $P < 0.01$ difference is highly significant

$t > t'n$ (0.001), $P < 0.001$ difference is extremely significant

$t < t'n$ (0.05), $P > 0.05$ difference is not significance

Natice

1) Lidocaine hydrochloride should be injected immediately when arrhythmia becomes significant after treatment of barium chloride.

2) ECG should be recorded continuously for the sharp efficiency of lidocaine hydrochloride.

(Kan Qi – Ming)

Experiment 8　Preventing – cough effect of codeine

1. Induction of cough by ammonia water

Purpose

The purpose of the present experiment includes ① to study experimental method using ammonia water to induce cough and ② to observe antitussive effect of codeine.

Animal

Mice (male or female, 18 ~ 22g).

Reagents and Drugs

0.3% codeine phosphate; physiologic saline (NS); ammonia water stronger.

Instruments

Mouse case; balance; cotton; beaker.

Methods

Each experimental group take 4 mice, which are divided into two groups randomly, then every mouse is weighted and marked. Each mouse of experimental group is administered with 0.3% codeine phosphate at a dose of 0.2 mL/10g, by i.g. The control group is treated with NS. 30 minutes later, the animals are put in an inverted beaker containing a cotton ball, and 0.2 mL ammonia water is injected into cotton ball to induce cough. The latent period of cough and the number of cough were recorded immediately.

Results

Collect results of all groups, and student' *t* – test is used to compare the difference between groups.

Notice

1) The cotton ball should be changed for a new mouse every time, and the volume of ammonia water stronger should be exact.

2) When observing and recording, two persons observing from different directions would be preferred. Make sure that the sighting line should be at the same level with the mouth of the mouse to avoid missing.

2. Induction of cough by citric acid

Purpose

Citric acid is a fairly strong chemical stimulus. After guinea pigs breathe in citric acid, it acts on mucosa receptor of respiratory passage, and causes cough by reflection. If the drug can inhibit mucosa receptor in respiratory passage or coughing center, it might increase the latent period of cough or decrease the number of cough. The purpose of the present experiment includes ① to study experimental method using citric acid to induce cough and ② to observe preventing cough effect of codeine.

Animal

Guinea pigs (male or female, weighing 200 ~ 250g).

Reagents and Drugs

0.3% codeine phosphate, 17.5% citric acid, NS.

Instruments

Ultrasonic vapourizer, bell glass, seconds – counter.

Methods

1) Selecting the guinea pig which coughs 10 times or more within 5 min after stimulation. Dividing them into NS group and experimental group, and each group contains 8 animals.

2) Administration: Animals in experimental group are administered with 0.3% codeine phosphate at a dose of 0.2 mL/10g by i.g. Animals in control group is treated with NS.

3) 30 minutes after the administration, animals are put into the 3L bell glass. Every animal is treated with atomized 17.5% citric acid under constant pressure for 10s. The latent period of cough and the number of cough were observed and recorded.

Results

Gather all the results and student' t – test is used to compare the difference between groups.

Announcement

1) It is necessary to pretreat guinea pigs with citric acid one day before experiment. Do not select the guinea pig which coughing numbers are fewer than 10 times within 5 min.

2) Duration of 10 s, 20 s, 30 s or 60 s can be chose for citric acid to stimulate Guinea

pigs. The cough number could be recorded within 2 min, 3 min or 5 min.

3) The amount of atomized citric acid has an obvious affect on the results. Each mouse should be treated with the same amount of atomized citric acid. After one experiment, the citric acid in the bell glass should be blown out. Animals of experimental group and control group should be treated alternately during the experiment.

(Ma En – Long)

Experiment 9 Effects of drugs on isolated trachea of guinea pigs

Purpose

Trachea of guinea pig is more sensitive to stimulants than other animals. This method is one of commonly used methods for screening drugs with antasthmatic effects. The purpose of the present experiment includes ① to study experimental methods for investigation on isolated trachea; and ②to investigate effects of drugs on contractility of trachea of guinea pigs.

Animal

Guinea pig (male, 350 ~ 500g).

Reagents and Drugs

Salbutamol Sulphate, sodium chloride, potassium chloride, sodium bicarbonate, glucose, calcium chloride, magnesium sulfate, sodium dihydrogen phosphate, histamine phosphate, Krebs – Ringer solution.

Instruments

Thermostatic organ bath, multiple channel physiological acquisition of information and processing system (multiple physiological system), Magus – bath, tonotransducer, readjust locator, oxygen tank, L – shaped oxygen hook, surgical instruments, precise pH test paper, syringe (0.25mL, 0.5mL, 1.0mL, 2.5mL, 5.0mL), beaker (500mL, 1000mL).

Methods

1. Adjustment of instruments

The bath solution was kept at 37℃ ± 0.5℃ and constantly bubbled with O_2. Calibrating and adjusting sensibility of multiple physiological systems, then setting base line of recording system.

2. Preparation of guinea pig tracheal chain

A guinea pig weighing 300 g or more is killed by a blow on the head, then the skin in front of throat is cut quickly and the subcutaneous tissue was separated. The trachea is rapidly dissected out and transferred onto dish containing Krebs – Ringer solution. The tissue around the trachea is carefully peeled off. The isolated trachea is cut transversely between the segments of cartilage, so as to abtain a number of rings of trachea muscle. Several these rings, usually 4 ~ 6, are tied together with cotton suture so as to form a tracheal chain.

The tracheal chains are then mounted into the organ bathes containing 20 mL Krebs – Ringer solution in each bath aerated with a mixture of 95 % O_2 and 5 % CO_2. One end of the chain is fixed to a L – shaped oxygen hook by thread, and the other is attached to tono-transducer via a readjust locator. The load through each chain on the transducer is usually 0.5g.

The chains are usually incubated in the organ bath for 1 h and rinsed with Krebs – Ringer solution every 20 min. Then the response with this preparation can be produced and it is necessary to rinse the preparation and wait for the complete recovery of its responsiveness before adding another drug.

3. Effects of drugs on tracheal chains

Histamine is added to get the 50% maximal effect, then the drugs are added into the organ bath for the observing its antagonistic effect on contractive reaction induced by histamine in tracheal chain.

Stabilizing tracheal chain in bath for 30 min, then injecting histamine phosphate (end – concentration of 1×10^{-5} mol/l). Washing the sample until curve back to baseline, when curve reaches the maximal effect. Repeating the same procedure to ensure the stabilization of sample. As a positive control, salbutamol sulphate (10^{-3}mol/L) 0.16 mL is added into the organ bath, and the response is recorded on the system. For observing effects of different drugs on tracheal chain, relaxing percentage is calculated according to formula in "experiment results".

Results

Recording curve height after adding drugs to analyze its antagonistic effect on contractive reaction induced by histamine in tracheal chain. Relaxing percentage is calculated according to equation below:

$$\text{Relaxing percentage} = \frac{\text{Curve height histamine} - \text{Curve height drug}}{\text{Curve height histamin}}$$

Curve height histamine and Curve height drug in this equation refer to histamine – or drug – induced effects, respectively.

Notice

1. It should be quick and gentle when isolating trachea and preparing tracheal chain. Avoiding injury of tracheal smooth muscle when using nippers.

2. O_2 should be enough.

(Ma En – Long)

Experiment 10 Determination of lipid peroxidate in liver of rats

Purpose

The peroxidation effect of the free radical is related to the development of many diseases and the aging. The free radicals participate the formation of lipid peroxidate which can lysis into malonaldehyde, the latter reacts with thio – malonylurea to produce the pink colored complex, which can be measured by spectrophotometer. Tetraethoxylpropane can produce malonaldehyde under the same condition, So tetraethoxylpropane is used as the standard preparation. The purpose of the present experiment is to learn the method of determination of lipid peroxidate and observe the anti – oxidation effect of the drug.

Animal

Rats (male or female, 250 ~ 300g).

Reagents and Drugs

20% trichloroacetic acid, 0.67% thio – malonylurea, Vitamin C.

Instruments

Thermostatic water bath shake, centrifuger, vortex alternator, high speed tissue homogenate machine, 722 spectrophotometer, thermostatic waterbath, pipettor (1 mL, 0.5 mL, 0.1 mL), centrifuge tube (10 mL), test tube, beaker, marker pen, cylindrical glass (250 mL), surgical scissors, ophthalmological nipper, filter paper, equi – armbalance.

Methods

1. Rat is killed by decapitation. Liver is quickly taken out, and residual blood is blotted with filter paper. 10 g of liver tissue is chopped into pieces and homogenized in NS of 200 mL to make tissue homogenates (5%).

2. Adding liver homogenates 1.5 mL into centrifuge tube numbered. Injecting Vitamin C of different concentration in experimental tube, and 0.1 mL NS for control tube or 1.5 mL TCA and 0.1mL NS for blank tube.

3. All tubes are put in thermostatic waterbath shaker, shook and incubated at 37℃ for 1.5 h.

4. Then taking out tube and injecting 1.5 mL TCT (except for blank tube), after mixing thoroughly and standing for 10 min, all tubes are centrifuged (3000r/min, 10 min).

5. Taking supernatant 1.5 mL, and adding 0.67% thiobarbituric acid 1mL, then heat samples in boiling water for 10 min. When samples is cooled, absorption value is measured at 532 nm using 722 spectrophotometer.

The results were expressed as nmol/g (wet organs).

Results

According to the absorption value, find out corresponding MDA value from tetraethoxylpropane standard curve, then multiply 68.89 to obtain value of MDA nmol per gram of wet tissue.

Notice

1. Shaking beaker with homogenate well before aspirating homogenate to keep the same concentration of homogenate in each tube.

2. Making equality is necessary before centrifugalization.

(Ma En – Long)

Experiment 11 Effect of antagonist on release of free fatty acids in isolated adipose tissue

Purpose

β – adrenoceptor exists in adipose tissue. All β – adrenoceptor stimulants can incresae the release of free fatty acids. The release of free fatty acids will be decreased, if pretreating tissue with β – adrenoceptor antagonist. So it can be used to identify the drugs acting on β – adrenoceptor. The purpose of the present experiment includes ① to study the method of determining free fatty acids in the tissue; and ② to observe the effect of β – adrenoceptor antagonist on fat metabolism.

Animal

Rat (non fasted).

Reagents and Drugs

β – adrenoceptor antagonist, pentobarbital sodium, culture solution: 4% proteinum and 5mmol glucose, iso prenaline, propranolol, 5% CO_2, oxygen, kit for determining the free fatty acids.

Instruments

Tissue homogenizer, surgical scissors, surgical forceps, double wave – length spectrophotometer.

Methods

To take a rat, and anesthetize animal by i.p 30 mg/kg pentobarbital sodium. Operating to open abdominal cavity, and taking out of pad of epididymis and putting it in NS at room temperature.

Weighing 3 portion of fat tissue of 200 mg. Each fat tissue is cut into Pieces using shear, and placed into 3 flasks. Grouping as follows.

1. **Control group**: adding 4 mL culture solution.

2. **Experimental group Ⅰ**: adding 0.1 mL (20 ~ 30 ng/mL) isoprenaline, and then adding 3.9 mL culture solution.

3. **Experimental group Ⅱ**: firstly adding 0.1 mL propranolol of different concentrations and 3.8 mL culture solution, and culturing mixture at 37℃ for 15 mins. Then adding 0.1 mL (20 ~ 30 ng/mL) ISO.

Filling oxygen mixed with 5% CO_2 into 3 flasks for 10 min, and shaking flasks at 37℃ for 90 min. Then taking out of culture solution to determine FFA content according to kit instruction. FFA contents are expressed as μmol/L FFA/200 mg/90 min. Finally, calculating β – adrenoceptor antagonist's inhibitory percent to FFA release induced by β – adrenoceptor stimulants.

(Ma En – Long)

Experiment 12 Hemolysis test for injection *in vitro*

Purpose

To study the method of hemolysis test for injection *in vitro* .

Animal

Rabbit.

Reagents and Drugs

Roxatidine Acetate HCL (RAH) injection is a off – white loose Powder, including 75mg roxatidine acetate HCL. For preparing sample solution, 3mL 0.9% sodium chloride injection is added for RAH to make RAH solution of 25mg/mL.

Instruments

Test tube, test tube rack, haustorial tube, transferpettor, beaker, thermostatic water-bath, centrifuger.

Methods

1. Preparation of 2% erythrocyte suspension: obtaining 10 mL rabbit arterial blood and removing fibrin. Then blood is centrifuged at 2000r/min for 10 min, repeating 3 times. Using saline to make 2% erythrocyte suspension for test.

2. 7 test tubes are obtained and erythrocyte suspension and other reagents are added. Adding different dose of test compound for number 1, 2, 3, 4, 5; 2.5 mL 0.9% sodium chloride injection for number 6 as a negative control; 2.5 mL distilled water for number 7 as a positive control (tab. 1). Mixing thoroughly solution and sealing the canal orifice, then placing the tubes in 37℃ thermostatic waterbath for 4 h.

3. observation: observing rusults every 30 min before 1 h, then, after 1 h, observing every 1 h until 4 h. Assess the results according to formular below.

Haemolysis: solution is clear, red, and there is no residual in the bottom.

Partial haemolysis: solution is clear, red or brown, and there is a small amounts residuals in the bottom. Erythrocyte is rare and out of shape under microscope.

No haemolysis: all Erythrocyte is subsided, and upper solution is achromic and clear. There is no erythrocyte agglutination under microscope.

Agglutination: No haemolysis occurs, but there is erythrocyte agglutination. Agglutinator can not be scattered after shaking, or there is medicine sediment.

Table 1. sampling table of hemolysis test *in vitro*

Tube number	1	2	3	4	5	6	7
2% erythrocyte (mL)	2.5	2.5	2.5	2.5	2.5	2.5	2.5
25mg/mL RAH (mL)	0.5	0.4	0.3	0.2	0.1	–	–
NS (mL)	2.0	2.1	2.2	2.3	2.4	2.5	–
distilled water (mL)	–	–	–	–	–	–	2.5

If haemolysis or condensation occurs, the candidate should not be used for injection. It is best for candidate not to induce haemolysis within 3 h. If necessary, using microscopy to observate hemolysis reaction.

Results

Hemolysis test for roxatidine acetate HCL *in vitro* is shown in table 2.

Table 2. Hemolysis test results for roxatidine acetate HCL *in vitro* 37℃

Tube number		1	2	3	4	5	6	7
2% erythrocyte (mL)		2.5	2.5	2.5	2.5	2.5	2.5	2.5
25 mg/mL RAH (mL)		0.5	0.4	0.3	0.2	0.1	–	–
NS (mL)		2.0	2.1	2.2	2.3	2.4	2.5	–
distilled water (mL)		–	–	–	–	–	–	2.5
Results	0.5h							
	1.0h							
	2.0h							
	3.0h							

(Ma En – Long)

Experiment 13 Antibacterial effect of penicillin *in vitro*

Purpose

Penicillin is broad – spectrum antiseptic drug. Staphylococcus aureus cultured *in vitro* is used to observe inhibitory bacterial – growth effect by penicillin. The purpose of the present experiment includes ① to learn using two times dilution *in vitro* for antibacterial experiment; and ② to observe antibacterial effect of penicillin *in vitro*.

Instruments

Sterilizing test tube, test – tube rack, haustorial tube, transferpettor, sterilizing kettle, conical flask.

Reagents and Drugs

Sterilizing beef soup, penicillin (1280 u/mL).

Methods

1) Preparation of beef soup culture medium. Weighing beef extract 0.3g, peptone 1.0g, sodium chloride 0.5g in beaker. First adding a small quantity of D.W to solve them by heating, then add D.W to the volume of 1000 mL. Adjusting pH to 6.9 ~ 7.2 using NaOH (200g/L). Placing mixture in conical flask and sterilizing (103.4 kPa, 121℃, 20 min).

2) Inoculating standard Staphylococcus aureus (SA) in beef soup culture medium, and culturing SA in incubator at 37℃ for 16 ~ 18 h. Density of bacterial is 1×10^5 or 10^6/mL.

3) Marking numbers on 10 test tube, and adding 1 mL beaf soup into each one. Diluting penicillin solution 8 times using two times dilution, and adding 1 mL different concentration of penicillin solution into NO. 1 ~ 9 tube except for NO. 10 tube (as a negative control). Then adding 1 mL fresh bacterial solution into each tube, and culturing bacteria at 37℃ for 24h. Later, observing growth condition of bacteria. If solution is clear, it means that there is no bacteria growth and candidate shows antibacterial effect; if turbid, it means that bacterial is growing and candidate show no antibacterial effect. MIC is expressed as minimal concentration of penicillin at which there is no bacteria growth.

Results

Tube number	1	2	3	4	5	6	7	8	9	10
Dilution times	1	1:2	1:4	1:8	1:16	1:32	1:64	1:128	1:256	0
concentration										
if turbid										

(Ma En – Long)

Experiment 14　Inhibitory effect of antitumor drug on tumor cell growth *in vitro*

Purpose

MTT [3 – (4,5 – dimethylthiazol – 2 – yl) – 2,5 – diphenyltetrazolium bromide] assay is based on the ability of a mitochondrial dehydrogenase enzyme from viable cells to cleave the tetrazolium rings of the pale yellow MTT and form a dark blue formazan crystals which is largely impermeable to cell membranes, thus resulting in its accumulation within healthy cells. Solubilisation of the cells by the addition of a detergent results in the liberation of the crystals which are solubilized. Th number of surviving cells is directly proportional to the level of the formazan product created. The color can then be quantified using a simple colorimetric assay. The results can be read on a multiwell scanning spectrophotometer (ELISA reader). The purpose of the present experiment includes ① to study the cell culture *in vitro*; and ② to examine the cytotoxic effect of platinol on HeLa cells.

Cells

Human cervical carcinoma cell: HeLa.

Reagents and Drugs

Platinol of 10, 30, 50, 70, 100μmol/L, MTT solution (5mg/mL), 1% trypsin, RPMI – 1640 medium (supplemented with 10% fetal bovine serum, 1% HEPES, 100 u/mL penicillinum, 100 μg/mL phytomycin), PBS, DMSO.

Instruments

96 – wells cell culture plate, micropipettor (20, 200, 1000μl), sterilitas tip, ELISA reader, inverted microscope, CO_2 incubator, cell counting plate.

Methods

1. Washing HeLa cells twice with PBS, in the cell culture flask then adding 1% trypsin to detach the cells at 37℃ for 4min.

2. Transferring cell suspension to 50 mL tube with 30 mL culture medium, and then centrifuging the tube (1000r/min, 5 min).

3. After centrifuging, supernatant is discarded, and 10 mL culture medium is added into the tube. Cell suspension is counted using cell counting plate, and then diluted to a cell density of 10^5 cells/mL.

4. Cell suspension of 100 μl is seeded in each well in 96 – wells cell culture plate and cultured in incubator. After 12 h, the medium is discarded, and the new medium including the different concentration of drugs is added. As a negative group, 100μl medium with 0.1% DMSO is added. For a blank group, 100μl medium without cells, is added into each well in 96 – wells cell culture plate.

5) Culturing the cells treated with drugs at a culture condition of 37℃, 5% CO_2. After 24 h and 48 h, observing cells.

6) After treatment of 48 h, adding 10 μl MTT solution (5 mg/mL) into each well, and continuing culture cells for 4 h at 37℃, 5% CO_2. Then supernatant is discarded, 150 μl DMSO is added to solve crystal. After shaking cell culture plate for 10 min, absorption at 492 nm of each well is determined using ELISA reader. Finally, calculating cell death rate according to formula below.

Death rate% = [A492 (control) – A492 (drugs)] / [A492 (control) – A492 (blank)] × 100%

Results

To make a concentration – effect curve according to results.

Notice

1. The experiment is sterile operation, preventing bacterial strictly.
2. Using micropipettor carefully.

(Ma En – Long)

Chapter 7 Comprehensive experiments

Experiment 1 Competitive antagonism effect of Atropine against acetylcholine and the estimation of pA_2

Purpose

pA_2 is the negative logarithm of molar concentration of antagonist, by which a two fold concentration of agonist needed to produce an equal response in the absence of this antagonist. The purpose of the present experiment includes ① to study the method and significance of pA_2 estimation; and ② to observe the competitive antagonism effect of atropine on acetylcholine.

Animal

Guinea pig (male, 230 ~ 350g).

Reagents and drugs

3×10^{-3}mol/L Atropine, $3 \times 10^{-6} \sim 3 \times 10^{-2}$mol/L Acetylcholine Chloride (ACh), Modified Krebs – henseleit solution, freshly prepared and continuously oxygenated with gas (95% O_2 and 5% CO_2).

Instruments

Physiological recorder, computer, tension displacement transducer, Magrus organ – bath, thermostatically regulated water circulator, hook with ends bent at "L" angle, 95% O_2/5% CO_2 cylinder, fine scissors and forceps, surgical silk, glass pipet.

Methods

1. Apparatus preparation

Turn on the physiological recorder; add 30mL of the modified Krebs – henseleit solution into the Magrus organ – bath; heat the organ bath to 38 ± 0.5℃ and bubbled with 95% O_2/5% CO_2, 2 or 3 bubbles per second.

2. Isolate and set up tissue

1) Kill the guinea pig by a blow on the head. Make a midline incision to expose the abdominal cavity. Isolate and remove a 20 – cm portion of ileum. Place the ileum into a dish containing cold modified krebs – henseleit solution. Cut the ileum into 3 – cm sections and

clean the tissue by passing modified krebs – henseleit solution gently through each segment using a glass pipet. Using a small force tease away the mesentery.

2) Ligate surgical silk threads to the end of the ileum with one set of loose circle (1cm wide) to allow tying to the foot of the hook and the other set of a single thread long enough to allow attaching to the tension displacement transducer. Then suspend the ileum between the hook and the tension displacement transducer. Place the combination in the magrus organ bath containing modified Krebs – henseleit solution. Apply a 1g initial tension to the muscle then stabilize the tissue for 20 min.

3. Stabilize tissue

Add 0.1 mL of 3×10^{-3}mol/L ACh into the Magrus organ – bath. Measure tissue response to this dose as change in height showing in computer. Wash the ileum by replacing the bath solution with modified Krebs – Henseleit solution as soon as the response reaches a peak. Wash the ileum again after 5 min as a step of a "wash circle" that wash the tissue 3 times at 5 – min intervals in 15 min. Repeat the application of 3×10^{-3}mol/L ACh followed by 3 washes until the responses to the adjacent applications are almost same.

4. Construct concentration – effect curve

1) Construct a concentration – effect curve to ACh in the ileum using agonist concentrations showing in the figure. Addition of next concentration is made immediately after the peak contraction to the previous concentration has been achieved. After the maximum response of the whole curve achieved, stabilize the tissue 15 min using the "wash circle" as before.

2) Incubate the tissue with 3×10^{-3}mol/L Atropine 0.1mL for 1 min, then construct another concentration – effect curve to ACh as above.

Results

1) Measure tissue responses as increases in tension. Normalize the responses to the maximum contraction to ACh.

2) Build a concentration – effect curve using the logarithm of the concentration of ACh as x – axis and the normalized response as the y – axis.

3) Calculate the pA_2 using the formula:

$$pA_2 = \log \frac{[C]}{\frac{[B]}{[A]} - 1}$$

A: the concentration of acetylcholine that produces a half – maximum effective response without atropine existing.

B: the concentration of acetylcholine that produces a half – maximum effective response with atropine existing.

C: Concentration of atropine.

Table 7 – 1 Procedure to giving ACh

No.	Preparation of ACh (mol/L)	Volume mL/30mL	Concentration of ACh in magrus tube (mol/L)
1	3×10^{-6}	0.1	10^{-8}
2	3×10^{-6}	0.2	3×10^{-8}
3	3×10^{-5}	0.07	10^{-7}
4	3×10^{-5}	0.2	3×10^{-7}
5	3×10^{-4}	0.07	10^{-6}
6	3×10^{-4}	0.2	3×10^{-6}
7	3×10^{-3}	0.07	10^{-5}
8	3×10^{-3}	0.2	3×10^{-5}
9	3×10^{-2}	0.07	10^{-4}
10	3×10^{-2}	0.2	3×10^{-4}

Notice

Give the second dosage when the first reaction reaches its peak. Repeat this action until the tissue reacts no more to ACh.

(You Yue – Ren)

Experiment 2 Noncompetitive antagonism and the calculation of pD_2

Purpose

pD_2 is the negative logarithm of the molar concentration of noncompetitive antagonist that reduce the effect of agonist in a half. The purpose of the present experiment is to study the method of the measurement of noncompetitive antagonist affinity.

Animal

Guinea pig (male or female, 250 ~ 350g).

Reagents and Drugs

ACh: $2 \times 10^{-7} \sim 2 \times 10^{-2}$ mol/L, Nitrous acid sodium: 1.5×10^{-1}mol/L, Krebs solution, (NaCl 6.6g, KCl 0.35g, $CaCl_2$ 0.28g, KH_2PO_4 0.16g, $MgSO_4 \cdot 7H_2O$ 0.3g, $NaHCO_3$ 2.1g, and glucose 2g per 1000mL), freshly prepared and continuously oxygenated with gas (95% O_2 and 5% CO_2).

Instruments

Physiological recorder, computer, tension displacement transducer, Magrus organ - bath, thermostatically regulated water circulator, hook with ends bent at "L" angle, 95% O_2/5% CO_2 cylinder, fine scissors and forceps, surgical silk, glass pipet.

Methods

Prepare apparatus first as described at step I in experiment 7.1. Then kill the guinea pig; isolate two length of the ileum, and place the tissue in a dish containing cold kreb solution. Cut portions 2cm in length and tie a thread at each end. Mount the ileum in an organ - bath between the hook and the tension displacement transducer. Adjust the initial tension to 2g then stabilize the tissue for 20 min. (see details on 7.1).

Results

There are two ways to measure the affinity of a noncompetitive antagonist.

1. Checking table

① Construct two concentration - effect curves of ACh according to the table 7 - 2, which should have the similar maximum response and react steadily. The construction protocol as this: addition of next concentration is made immediately after the peak contraction to the previous concentration has been achieved. Every time after the maximum response of the whole curve achieved, stabilize the tissue 15 min using the "wash circle" as usual.

Table 7 – 2 Procedure to giving ACh

Preparation of ACh (mol/L)	Volume mL/20mL	Concentration of ACh in magunus tube (mol/L)
2×10^{-7}	0.1	10^{-9}
2×10^{-7}	0.2	3×10^{-9}
2×10^{-6}	0.07	10^{-8}
2×10^{-6}	0.2	3×10^{-8}
2×10^{-5}	0.07	10^{-7}
2×10^{-5}	0.2	3×10^{-7}
2×10^{-4}	0.07	10^{-6}
2×10^{-4}	0.2	3×10^{-6}
2×10^{-3}	0.07	10^{-5}
2×10^{-3}	0.2	3×10^{-5}
2×10^{-2}	0.07	10^{-4}

② Add 0.4 mL 1.5×10^{-1} mol/L nitrous acid sodium and make the concentration – effect curve of ACh again.

③ Draw dose – response curves with ACh's logarithmic dose as the x – axis and the normalized response as the y – axis

④ Check the table 7 – 3 for lg (x – 1) volume according to the maximum response proportion, i.e., the proportion of the maximum response of ACh in the presence of nitrous acid sodium divided the maximum reaction of ACh in the absence of nitrous acid sodium. And then calculate the negative logarithmic concentration of nitrous acid sodium used as pD_x value.

⑤ Estimate pD_2 value from the formula $pD_2 = pD_X + \lg(X-1)$

2. Making graph

① Construct two concentration – effect curves of ACh and make sure they get similar maximum reactions.

② After add 0.4 and 0.8 mL 1.5×10^{-1}mol/L nitrous acids sodium into the Magrus organ – bath, construct two concentration – effect curves of ACh respectively.

③ Draw dose – response curves with ACh's logarithmic dose as the x – axis and the normalized response as the y – axis, e.g. figure 7 – 1.

④ Build a reference frame with the logarithmic dose of nitrous acids sodium as x – axis and the inhibition proportion of the maximum response as y – axis. Draw a line using two points which stand for the maximum response proportion of 0.4 mL and 0.8 mL nitrous acid sodium respectively. Make a parallel of the x – axis which goes across the point of 50% maximum response proportion first, and then make a parallel of the y – axis goes across the crossing point. The point at which the later line meets the x – axis is the pD_2 value wanted.

See the figure 7 – 2 as example.

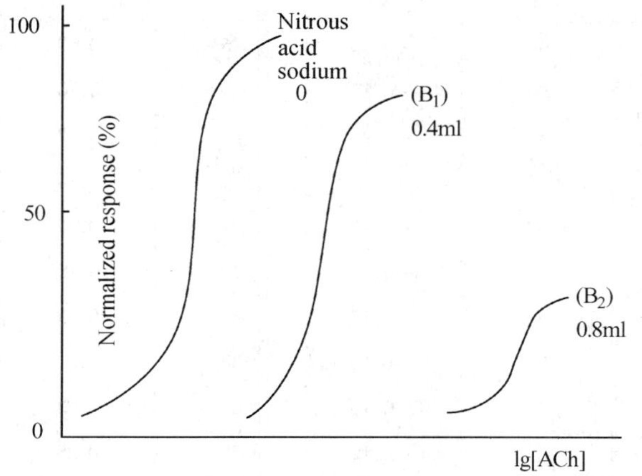

Figure 7 – 1 Dose – response curves to the ACh in the absence (0) and presence 1.5×10^{-1}mol/L nitrous acid sodium 0.4 (0.4mL) and 0.8 (0.8mL) mL

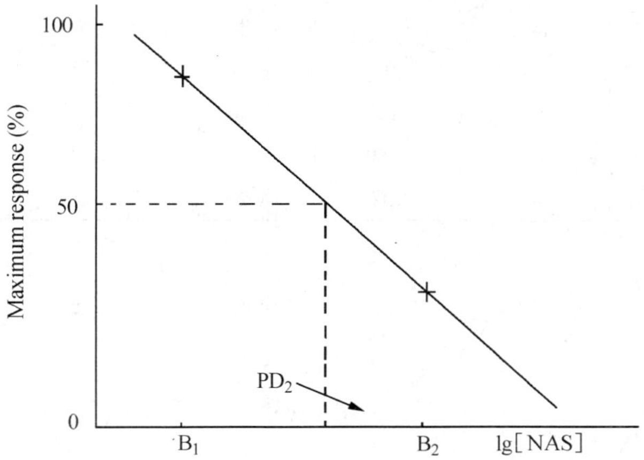

Figure 7 – 2 Method of calculation of pD_2 value

Notice

1) The temperature of kreb solution should constantly be 38 ± 0.5℃ in order that the contractions happen normally.

2) Maintain the volume of the kreb solution in tube before and after washing. And the drugs given each time should not be over 5% of the capability of the tube.

Table 7 – 3 Calculation of lg (X – 1) value

%	lg (X – 1)	%	lg (X – 1)	%	lg (X – 1)	%	lg (X – 1)
90	– 0.96	69	– 0.35	48	0.03	27	0.43
89	– 0.89	68	– 0.33	47	0.05	26	0.44
88	– 0.85	67	– 0.31	46	0.07	25	0.48

续表

%	lg（X-1）	%	lg（X-1）	%	lg（X-1）	%	lg（X-1）
87	-0.82	66	-0.30	45	0.09	24	0.50
86	-0.80	65	-0.27	44	0.10	23	0.53
85	-0.77	64	-0.25	43	0.12	22	0.55
84	-0.72	63	-0.23	42	0.14	21	0.58
83	-0.70	62	-0.21	41	0.16	20	0.60
82	-0.66	61	-0.19	40	0.18	19	0.63
81	-0.64	60	-0.17	39	0.19	18	0.66
80	-0.60	59	-0.15	38	0.21	17	0.69
79	-0.57	58	-0.14	37	0.23	16	0.72
78	-0.55	57	-0.12	36	0.25	15	0.75
77	-0.52	56	-0.10	35	0.27	14	0.79
76	-0.49	55	-0.09	34	0.29	13	0.83
75	-0.48	54	-0.07	33	0.31	12	0.87
74	-0.46	53	-0.05	32	0.33	11	0.91
73	-0.43	52	-0.04	31	0.35	10	0.95
72	-0.41	51	-0.02	30	0.37		
71	-0.39	50	0.00	29	0.39		
70	-0.37	49	0.02	28	0.41		

（You Yue – Ren）

Experiment 3　Effect of efferent nervous system drugs on isolated intestinal smooth muscle of rabbits

Purpose

There are α, β and M receptors on small intestinal smooth muscle of rabbits. The contraction of smooth muscle would be inhibited and relaxed when there is an activation on α or β receptors, while the opposite things happen when M receptors are activated. The purpose of the experiment includes: ① to observe the effect of efferent nerve system drugs such as ACh, atropine and adrenaline on isolated intestinal smooth muscle; and ② to study the experimental methods of isolated smooth muscle.

Animal

Rabbits (male or female, using their isolated small intestine).

Reagents and Drugs

5×10^{-4}M ACh, 0.034% Atropine Sulfated, 0.1% hydrochloride adrenaline (Adr), 20% $BaCl_2$.

Instruments

Physiological recorder, computer, tension displacement transducer, Magrus organ bath, thermostatically regulated water circulator, hook with ends bent at "L" angle, 95% O_2/5% CO_2 cylinder, fine scissors and forceps, surgical silk, glass pipets.

Methods

1. Apparatus preparation

Turn on the physiological recorder; add 30mL of the Tyrodes solution into the Magrus organ – bath; heat the organ bath to 38 ± 0.5℃ and bubbled with 95% O_2/5% CO_2, 2 or 3 bubbles per second.

2. Isolate and set up tissue

(1) Kill the rabbit by a blow on the head. Make a midline incision to expose the abdominal cavity. Isolate and remove a 20 – cm portion of the small intestinal. Place the tissue into a dish containing cold Tyrodes solution and clean extraneous tissue and fat from the gut. Cut the intestinal into 2 – cm sections and clean the tissue by passing modified Tyrodes solution gently through each segment using a glass pipet.

(2) Ligate and suspend the ileum between the hook and the tension displacement trans-

ducer, then place the combination in the magrus organ bath containing Tyrodes solution. Apply a 1g initial tension to the muscle then stabilize the tissue for 20 min. (see details on experiment 7.1)

3. Test the responses of the isolate intestinal smooth muscle preparation to efferent nervous system drugs

(1) Add 5×10^{-4}mol/L ACh 0.2mL to the organ bath. Measure tissue response to this dose as changes in length of the gut. Wash the tissues by replacing the bath solution with Tyrodes solution as soon as the response reaches a peak. Wash the ileum again after 5 min as a step of a "wash circle" that washes the tissue 3 times at 5 – min intervals in 15 min.

(2) Add 0.5% Atropine 0.2mL to the organ bath and wait 1 min later, 5×10^{-4}mol/L ACh 0.2mL to the organ bath again. Repeat the process of measurement and "wash circle" until the response of the tissue return to baseline.

(3) Measure the tissue response by adding 0.1% Adr 0.1mL to the bath, then repeat the "wash circle" again.

(4) Finish the whole testing processes after recording the gut response to 20% $BaCl_2$ 0.2 mL.

Results

Calculate results and discuss the mechanism of the response.

Notice

1) The operation to the intestinal smooth muscle should be gentle and careful to avoid lose the activity of the tissue.

2) Tie two surgical silk threads to the two ends of the tissue respectively. The two surgical silk threads should cross the smooth muscle in the shape of an x .

3) Do not give too much tension beyond the tension displacement transducer's extension which is from 10g to 30g.

4) Give all of the reagents directly to the organ bath without touching the silk threads and the wall of organ bath.

(You Yue – Ren)

Experiment 4 Effect of efferent nervous system drugs on breath, blood pressure and electrocardiogram of cat

Purpose

Acetylcholine can reduce the cardiac muscle contraction, slow down the heart rate, relax the vessels and bring down the blood pressure by agonizing M – receptor. Adrenaline can strengthen the myocardial contraction, accelerate the conducting and the heart rate by agonizing β_1 – receptor. Adrenaline also has antagonism effect on α – receptor and β_2 – receptor, which may make the vessels contract and bring down the blood pressure as the agonizing on α – receptor is normally greater under a large dose. Noradrenaline can induce the contraction of vessel smooth muscle and raise the blood pressure by agonizing α_1 – receptor. Isoprenaline can accelerate the conduction and heart rate by agonizing β_1 – receptor and relax the vessel and bring down the blood pressure by agonizing β_2 – receptor. The purpose of the present experiment includes : ① to observe the effects of efferent nervous system drugs on breath, blood pressure and electrocardiogram of cat; and ②to study the methods for acutely recording the blood pressure of anesthetized animals.

Animal

Cat (1.5 ~ 3.0 kg).

Reagents and Drugs

① 25% Urethane.
② 5000 IU/mL sodium heparin in isotonic saline.
③ Normal saline.
④ 10^{-4}M ACh Chloride.
⑤ 0.01% Atropine sulphate.
⑥ 10^{-5}M hydrochloride adrenaline.
⑦ 2×10^{-5} noradrenaline bitartrate (NA).
⑧ 0.005% isoproterenol sulphate (ISO).
⑨ 0.1% phentolamine mesylate (Phen).

Instruments

Physiological recorder, computer, animal balance, operating table, arterial cannula, bulldog clamp, force displacement transducer, breath displacement transducer, bioelectricity input cable, syringe and needle, operating equipments

Methods

1) Adjust the physiological recorder.

2) Fill the arterial cannula and force - displacement transducer with 150IU/mL heparin and let out the bubbles. Clean 3 needles with normal saline and connect them with the bio-electricity input cable.

3) Anesthetize a cat with Urethane 4mL/kg intraperitoneally then tie the cat to the operating table on back.

4) Firstly, cut off the fur on the front of neck and open the skin along midline. Make a blunt dissection between sternocleidomastoid and sternohyoid muscles. Then isolate the main artery from the pneumogastric nerve and sympathetic nerve. Ligate the distal end of the artery from heart, and tie an empty knot at the nearer end. Make a "v" cut near the knot after held by a bulldog clamp. An arterial cannula connected to the force displacement transducer is inserted into the cut heading to the heart and fastened. Open the bulldog clamp, so that the signals of blood pressure can be induced to the computer. Fix the breath displacement transducer to the xiphoid process of the cat, deserve the wave, adjust the transducer until the signal of breath can be seen.

Connect the red end of the electrode to the left back paw, green one to the right front paw, and black one to the right back paw. Record the electrocardiogram (ECG).

In any side of the groin, find the pulse position of femoral artery with finger and cut the fur on that position. Make a longitudinal incision and isolate femoral vein. Insert the syringe with needle to apply testing drugs.

5) Give drugs in turns as follows. Wash the syringe with 0.5mL N.S. immediately after each injection. Record the changes in blood pressure, breath and ECG before and after applying drugs.

① Record baseline of Bp, breath rate and ECG

② I.v. Adr 0.1mL/kg, and more N.S. 0.5mL

③ I.v. Phen 0.1mL/kg and more N.S. 0.5mL, 2 min later i.v. Adr 0.1mL/kg, and more NS 0.5mL

④ I.v. NA 0.1mL/kg and more N.S. 0.5mL

⑤ I.v. ISO 0.1mL/kg and more N.S. 0.5mL

⑥ I.v. ACh 0.1mL/kg and more N.S. 0.5mL

⑦ I.v. Atrop 0.2mL/kg and more N.S. 0.5mL, 1 min later, i.v. ACh 0.1mL/kg and more N.S. 0.5mL.

Results

Describe the change of blood pressure, breath and electrocardiogram by analyzing the record data. Make a proper discussion to the results.

Notice

1) Avoidance of being scratched by cats.

2) Ligate all of the branches of main artery up to avoid bleeding

3) Infuse heparin solution (150IU/mL) into catheter connecting to the force - displacement transducer to avoid thrombosis.

(尤越人)

Experiment 5 Anti – inflammatory activity and mechanism of hydrocortisone in rats

Purpose

The basic patho – change of inflammation is degeneration, effusion and hyperplasy. A solution of carrageenan injected into the hind footpad of rats induces an acute edema of the paw. The extent of intumesce and the anti – inflammatory effect of drugs would be known by measuring the perimeter of the ankle. PGE is the mediate of inflammation, which also play an important role in the immunomodulation. The inhibition of drugs to PGE_2 is known as the mechanism of antiinflammation through quantitative assaying the content of PGE_2.

Animal

Rats (male, 120 ~ 180g).

Reagents and Drugs

①methanol.

② 0.5mol/L KOH – methanol solution.

③ 0.5% hydrocortisone.

④ 50% ethanol.

⑤ 1% carrageenan.

Instruments

Animal balance, mouse box, thermostatic water bath, spectrophotometer, centrifuge, syringe (0.5 mL, 2mL), centrifuge tube, gloves, soft ruler, operation scissors.

Methods

16 rats are weighted, numbered and randomly divided into 2 groups, drug and 50% ethanol. After measure the perimeter of right hind paw ankles, rats in drug group are i.p. injected hydrocortisone 0.6mL/100g while the others are injected saline at the same volume. 15 min later, 1% carrageenan solution were injected subcutaneously into the hind paw of each rat. Measure the perimeters of rat right hind paw ankle at 15min, 30min, 45min, 60min, 90min and 120min after injection, and calculate the extent of inflammation.

Kill the rats and cut down their feet 0.5cm above the ankles. Feet are weighted and put into the scale tube with 5 mL saline for 1 hour. Take out the feet from the scale tube and centrifuge the remained solution by 3000 r/min for 3 min. Add KOH – methanol 2 mL into every 0.1mL of the supernatant; then isomerizes the mixture by keep it in the thermostatic water bath

50℃ for 20 min. Next, dilute the mixture 0.5mL to 5mL with methanol, and measure the OD value at 278nm by operating spectrophotometer. The content of PGE_2 is calculated as the absorbed OD value of one gram of inflammatory tissue.

Results

1) Calculation of the difference in perimeter between before and after injecting carrageenan using the formula and fulfills the table. Then construct a time – response curve with the increase of edema as y – axis and the time as x – axis.

Increase of edema = the perimeter after injecting carrageenan – the perimeter before injecting carrageenan

2) Calculation of the content of PGE_2, then assess the significance of differences between before and after data by student t – test.

The content of PGE_2 OD = OD value/the paw weight

Table 7 – 4 Anti – inflammatory activity and mechanism of hydrocortisone on rats

Group	number	Paw weight (g)	Increase of edema						The content of PGE_2 OD ($\times 10^{-2}$)
			15min	30min	45min	60min	90min	120min	

Notice

1) Measure the perimeter of right hind paw ankles in the same position and operated by the same person.

2) The skin of the feet should be peel off and the feet should be cut into pieces before put into the scale tube.

(You Yue – Ren)

Experiment 6 Cardiogram and histopathology changes in isoproterenol – induced myocardial ischemia in rats

Purpose

Isoproterenol is a strong agonist of β – receptor. It would quicken the heart rate, enhance the myocardial contractility and increase the oxygen consumption of myocardium in the end, which results in the heart burthen over balance and the obstacle of micro – circulation. Continuously using may cause myocardial infarction. The heart injury can be determined by cardiogram and the pathological section. The purpose of the present experiment is to learn the method of making a model of acute myocardial ischemia and determining the cardiogram of animals.

Animal

Rat (male, 250 ~ 300g).

Reagents and Drugs

①isoprenaline hydrochloride.

②10% formaldehyde solution.

③normal saline.

Instruments

Electrocardiograph, syringe (1.0, 5.0mL), protractor, compasses, tissue fixation bottle, pencil.

Methods

1) 16 rats were weighted, randomized to 2 groups, experiment and control group.

2) Record the ECG of the rats, then wipe off the rats that have arrhythmic or abnormal T wave and ST wave.

3) Administrate normal saline to the control group. Administer isoprenaline hydrochloride 6mg/kg (1.2mL/100g) subcutaneausly to the experimental group.

4) Rats were injected isoprenaline hydrochloride and normal saline for 2 days. 30 minutes after each injection, cardiogram Ⅱ, aVF, and lead v_3 were recorded every 5 minutes. 24 hours after the last administration, record the cardiogram and then kill the rats, take out the heart to make pathological section.

Additions

The change of cardiograph aroused by isoprenaline: T wave change from the normal phase into the minus phase or double phase. And ST wave will hoist, sinus tachycardia. Tissue pathology change includes: cardiac muscle fiber swelling, striated muscle disappeared even dissolved. And hyalinization and lipid degeneration will happen.

Results

Fulfill the table 7 – 5 and 7 – 6 using the ECG data.

Table 7 – 5 Effect of isoproterenol on T wave change in rats

Groups	numbers	Dosage (mg/kg)	The Change of ECG (T wave)																	
			Ⅱ/min						aVF/min						V_3/min					
			5	10	15	20	25	30	5	10	15	20	25	30	5	10	15	20	25	30
Control	1																			
	2																			
Experimental	1																			
	2																			

Table 7 – 6 Effect of isoproterenol on ST wave change in rats

Groups	numbers	Dosage (mg/kg)	The Change of ECG (ST wave)																	
			Ⅱ/min						aVF/min						V_3/min					
			5	10	15	20	25	30	5	10	15	20	25	30	5	10	15	20	25	30
Control	1																			
	2																			
Experimental	1																			
	2																			

(You Yue – Ren)

Experiment 7 Detection of hepatic cytochrome P450 activity of damaged liver in rats

Purpose

The alexipharmic ability of GSH is inferior to the toxicity of N – acetyl – p – benzoquinone imine (NAPQI) which is the metabolite of acetaminophen (APAP), When the APAP is at higher dose. Therefore the normal functions of the cells are disturbed by the combination of the surplus NAPQI and other biomolecules. In its reduced form, cytochrome P450 (CYP450) binds to carbon monoxide form a complex whose maximum absorbed light at 450nm. The content of CYP450 can be calculated according to the value of the peak height. The purpose of the present study is to master the method of hepatic injury induced by APAP in rats and the method to detect the activity of hepatic CYP450.

Animal

Rats (male, 250 ~ 300 g).

Reagents and Drugs

Acetaminophen (APAP), saline, sodium dithionite, carbon monoxide, homogenate buffer (50 mmol/L Tris, 1.15% KCl, pH 7.4), sucrose solution (0.25 mol/L).

Instruments

Filter paper, tissue grinder, high – speed centrifuge, transferpettor, syringe, surgical instruments, balance, UV spectrophotometer.

Methods

1 Experimental protocol

Six rats were weighted, labeled and randomly divided into two groups of 3 per group, the control group and acetaminophen treated one. Rats in the treated group were administrated APAP 100mg/kg dissolved in saline by intraperitoneal injection, while the rats in the control group were administrated saline. All animals were killed 16h post – treatment, and the hepatic tissues were collected immediately.

2 Microsome preparation

1) The fresh livers were washed by cold saline and weighted after wiping up with filter.

2) The tissues were suspended into the homogenate buffer (1: 4 w/v) and gently homogenized using the homogenizer.

3) The hepatic homogenate was centrifuged at 10 000 × g for 20 min at 4℃ to remove tissue and cell debris.

4) The supernatant was transferred into centrifuge tubes and centrifuged at 105 000 × g at 4℃ for 60 min.

5) After centrifugalization, the supernatant is endochylema and the precipitatum composed of microsome was separated and resuspended in the sucrose solution (It's appropriate to use the manual homogenizer and the amount of the sucrose solution required is calculated according to the grams of livers per ml).

6) The microsome can be used after preparation or stored in −80℃ for subsequent use.

3 Assessment of cytochrome P450

1) The samples were confected to be a protein solution of 0.5 mg/mL on ice.

2) Several milligrams of the sodium dithionite were added into the samples and mixed up.

3) The samples were added into colorimetric cylinders of the spectrophotometer, in which one is the sample cell, and the other is the control cell, respectively. Then baseline scan should be done which ranges from 500nm to 400 nm.

4) Replace the colorimetric cylinder of the sample cell after charged with carbonic oxide for 30 s (It's appropriate when the air bubble is continuous and the liquor could not be overflow.). Then the samples were scanned from 500 to 400 nm, meanwhile the peak shape and the peak height were recorded.

Results

The content of the cytochrome P450 was calculated according to the formula below:

$$\text{P450nmol/mg} = \frac{\triangle OD\ (450-490nm)\ \times 1000}{91\ (molar\ extinction\ coeffient)\ \times the\ final\ concentration\ (mg/mL)}$$

△OD = the difference between the OD values that range from 490 to 450 nm

Note down the values into the tabulation below

Group	No.	Dose (mg/kg)	The content of the cytochrome P450
Control	1		
	2		
	3		
		Mean	
APAP treated	1		
	2		
	3		
		Mean	

Notice

1) Make sure there is not too much foam in the tissue homogenate during the preparation of microsome and the apoenzyme will not be denatured.

2) Do not add excess reducers during the estimation to keep the hemoglobin will not be destroyed.

3) It should reprepare fresh samples if there are obvious absorption peaks at 420 nm because of the inactivation of the partial samples. The samples should be diluted before determining the induced microsome, it's appropriate to estimating the content of CYP450 when the concentration ranges from 0.4 to 1.0 nmol/mg.

(Yang Jing – Yu)

Experiment 8 Effects of diuretic on urinary production(UDP), excretion of sodium and chloride in anaesthetized rabbits

Purpose

Sodium ion in urine reacting with magnesium uranyl acetate is precipitated as sodium magnesium uranyl acetate, then the surplus uranyl acetate reacts with potassium ferrocyanide to produce uranium ferrocyanatum which is brownish red. The more sodium ion in urinary, the less uranyl acetate is left, then the color is more light. Otherwise, the less sodium ion in urinary, the more uranyl acetate is left, then the color is more heavy. So the amount of sodium ion can be calculated through the surplus uranyl acetate.

Silver nitrate can precipitates chloride ion in urinary as silver chloride. If there is excess silver nitrate, it can react with chromate potassium producing silver chromate which is reddish yellow.

The purpose of the present experiment includes: ① to observe the diuretic action of furosemide in the anaesthetized rabbits; and ②to study the method of determining the levels of Na^+ and Cl^- in urine.

Animal

Rabbit (1.5 ~ 2.5 kg).

Part Ⅰ Determination of rabbit's urinary production

Instruments

Rabbits operation table, volumetric cylinder, syringe, surgical instruments.

Reagents and Drugs

25% urethane, 1% furosemide.

Methods

1) Water load: water is given to the rabbit (40 mL/kg) by stomach avoiding water into trachea.

2) Anesthesia: while injecting urethane (4 mL/kg) into the marginal vein of the ear, observe the corneal reflex of rabbit. Stop injecting until the corneal reflex disappears.

3) Operation: place animal on its back on the operating table, then the fur on the lower abdomen is removed with scissor. Incising the skin 4 ~ 5 cm above symphysis pubis, the ab-

dominal wall and peritoneum are cut along midline incision. Then expose the bladder and make a purse string suture in the area where there is fewer blood vessels. A catheter which is filled with saline is inserted into the bladder.

4) Record normal UPD of every 2 min in 10 min.

5) Furosemide (4 mg/0.4 mL/kg) is given by injecting into the marginal vein of the ear, and the UPD of 2, 4, 6, 8, 10, 12, 14, 16, 18, 20 min after administration is recorded.

Results

Collect the data and calculate the mean UPD of different time, then plot by taking UPD (mL) as Y – axis and time (min) after administration as X – axis.

Part Ⅱ Assay of sodium and chloride ions in urine

Methods

The most convenient and reliable method for the determination of sodium ion in body fluid is flame photometry, magnesium uranyl acetate chromometry will also do if there is not a flame photometer. Argentometry is usually used for assaying chloride ion in body fluid.

Magnesium uranyl acetate chromometry for assaying sodium ion in urine

Instruments

Electrophotometer, refrigerator, centrifuger, beaker, tube, pipette.

Reagents and Drugs

1. Magnesium uranyl acetate:

(1) Dissolve 4 g crystallized uranyl acetate and 15g crystallized magnesium acetate in 15 mL glacial acetic acid ($d = 1.05g/cm^3$) and dilute to 90mL with stilled water.

(2) Heat the solution until the ingredients have been dissolved, then boil it for 2 minutes. Dilute the solution to 100mL with stilled water after chilling, then add absolute alcohol (dehydrated alcohol) to 500mL and maintain overnight in the refrigerator.

(3) Filter the precipitate in the bottom, and then keep the supernatant in the brown reagent bottle for use.

2. 1% Acetic acid solution

3. 10% potassium ferrocyanide

4. standard sodium solution is prepared as follows:

(1) Equivalent (Eq) sodium solution: put the beaker within a little of sodium chloride

into oven in which is 100 ~ 120 ℃ for 4 h, take 5.845 g sodium chloride into volumetric flask accurately, then fill it with stilled water (to make exactly looml).

(2) 150mEq/L standard sodium solution: Measuring exactly 15.0 mL of Eq sodium solution transfer into 100 mL volumetric flask, then fill it with stilled water (to make exactly 100 mL).

(3) 200mEq/L standard sodium solution: Measuring exactly 20.0 mL of Eq sodium solution transfer into 100 mL volumetric flask, then fill it with stilled water (to make exactly 100 mL).

(4) 250mEq/L standard sodium solution: Measuring exactly 25.0 mL of Eq sodium solution transfer into 100 mL volumetric flask, then fill it with stilled water (to make exactly 100 mL).

Methods

Put all urine of corresponding time together in every experimental group, mix it well and measure the total amount. Pipet 5 mL of urine into beaker, then add 0.2 g calcium hydroxide. Shake it well and allow to stand for 15 min, then filter to remove phosphate.

Mix the filtered urine and equal standard sodium solution (200 mEq/L), then take 0.1 mL into assaying tube doing as follow table.

Table 7 – 7 Procedure of fast chromometry for sodium determination

Procedure	tube		
	Control (mL)	Standard (mL)	Assaying (mL)
Urine with 200mEq/L standard sodium solution	–	–	0.1
150 mEq/L standard sodium solution	–	0.1	–
250 mEq/L standard sodium solution	0.1	–	–
Magnesium uranyl acetate	5.0	5.0	5.0

Stir with glass rod to produce precipitate, bung the tube, then put it into refrigerator for 10 min and centrifuge.

Supernatant in every tube (mL)	0.2	0.2	0.2
1% Acetic acid solution (mL)	8.0	8.0	8.0
10% potassium ferrocyanide (mL)	0.4	0.4	0.4

Mix it well, 520 nm or green color absorber electrophotometer is used for optical density (OD) determination. The instrument is set to zero photodensity with 250 mEq/L standard sodium solution as blank, then record the number of standard tube and assaying tube.

Calculation

$$\left[250-\left(\frac{\text{OD of assaying tube}}{\text{OD of standard tube}}\times 100\right)-100\right]\times 2=\text{Na}^{+}\ \text{mEq/L}$$

$$Na^+\ mEq/L \times 2.3 = Na^+\ mg/100mL$$

Notice

1) The amount of magnesium uranyl acetate which will affect the experimental result must be very exact.

2) In the procedure, the tube must be bunged while putting into refrigerator or centrifugation in order to avoid varying of alcohol concentration in agent; otherwise the experimental result will be influenced.

3) The alcohol concentration of magnesium uranyl acetate must be 80%, because it will affect the precipitation of sodium ion.

4) If the concentration of potassium in urine is high, it will react with magnesium uranyl acetate and precipitate with sodium ion. But potassium in urine can not interfere too much when the concentration of sodium ion is higher than 150 mEq/L, so deb. spiss (debita spissitudo) of standard sodium solution should be added before determination. Because standard sodium solution and urine are diluted after balanced mixing, the result must multiply by 2 after minus 100 mEq/L.

5) This method can be used when the concentration of sodium ion is between 0 to 250 mEq/L. If the concentration of urinary sodium ion is too high, the result will larger than 250 mEq/L after adding standard sodium solution. In that case standard sodium solution will not be added before determination or dilute the urine.

Argentometry for determination of Chloride in urine.

Instruments

Buret, pipette, porcelain evaporating dishes.

Reagents and Drugs

1) Standard silver nitrate solution (1 mL equals to 1 mg sodium chloride or 0.606 mg chloride ions): Weight 2.063 g pure silver nitrate into 1000 mL volumetric flask. Dissolve it with some stilled water. Fill the volumetric flask with distilled water and mix thoroughly.

2) 20% chromate potassium solution: Dissolve 20 g chromate potassium into 100 mL stilled water.

Methods

Transfer 1.0 mL urine with the pipette into porcelain evaporating dishes, add 10 mL stilled water and 2 drop of 20% chromate potassium solution. Titrate with standard silver nitrate solution while shaking until a reddish yellow color persists. Record the amount (mL) of standard silver nitrate solution used.

Calculation

Silver nitrate solution used in reaction (mL) $\times 0.606 \times 100$ = Cl^- mg/100 mL.

(Yang Jing – Yu)

Experiment 9　Organophosphate poisoning and saving in rabbits

Purpose

Organophosphorus compounds can inhibit the activity of acetylcholines terase (AChE) and subsequent accumulation of acetylcholine (ACh) causes the poisoning symptoms. Atropine, the anticholinoceptor drug, is effective against muscarinic effects of organophosphate poisoning. Pralidoxime, a cholinesterase reactivator, can recover the hydrolytic activity of cholinesterase and relieve the nicotinic effects as well as the muscarinic effects of poisoning, especially skeletal muscles tremor. The combination of two drugs can make a more significant effect.

The purpose of the present experiment includes ① to understand the symptoms of organophosphorus poisoning and the protective effects of atropine and pralidoxime; ② to learn the assay method of cholinesterase activity; ③to master the use way of electronic stimulator and ④to understand the basic reaction process during analyzing the cholinesterase activity.

Animal

rabbits (2.5 ~ 3.0kg).

Instruments

the syringe (5 mL, 10 mL, 20 mL), pupilmeter, blade, bulldog clamp, cotton wool, blood cup, thermostatic water bath, spectrophotometer, test tube rack, test tube, measuring pipette (0.2mL, 1mL, 2mL, 5mL) , sample injector, filter paper, hopper.

Part Ⅰ　Observation of the symptoms of organophosphorus poisoning

Reagents and Drugs

0.1% atropine sulfate, 5% dipterex, 1% heparin, 2.5% pralidoxime methyliodide (PAM).

Methods

(1) Two rabbits are taken and weighted. The clinical signs were observed and noted down including spontaneous locomotor activity, respiration (e.g., frequency, difficulty breathing, secretion in respiratory tract), pupillary size, salivary secretion, urination and defecation, muscular tension and tremor.

(2) The rabbits are given heparin (1% , 0.5 mL/kg b.w.) through the marginal vein of the ear.

(3) Rub the edge of the ear with a piece of alcohol cotton wool or remove the hair by plucking from the vein to make the vein distended. Transversally cut the marginal vein with a blade and make sure that the blood (0.5 ~ 1 mL) runs freely into the blood cup, while inverting the tube several times to prevent clotting. Two blood samples are taken from two rabbits (A and B) for determining the cholinesterase activity.

(4) Two rabbits are given dipterex (5%, 2mL/kg b.w.) through the marginal ear vein. The poisoning symptoms were observed and noted down. When the symptom is obvious, blood samples are taken from rabbits for determining the cholinesterase activity. Then immediately, the rabbit A is given atropine (1 mL/kg b.w., i.v.) and the rabbit B is given PAM (4 mL/kg b.w., i.v.). following observing and noting down the change of the poisoning symptoms. When the symptom is relieved evidently, blood samples of both rabbits are taken again to determine the cholinesterase activity.

Results

According to the observation, record the differences in the poisoning symptoms and the cholinesterase activity before and after poisoning and different drugs treatments.

Part Ⅱ Measurement of blood cholinesterase activity (Hestrin's method)

Purpose

Acetylcholine (Ach) is hydrolyzed by cholinesterase to acetic acid and choline in blood. Under certain condition, the amount of the hydrolyzed ACh is positively proportional to the cholinesterase activity. If excess amount of ACh is added into the reaction system and the amount of the hydrolyzed ACh can be calculated by determining the rest of ACh, and the activity of cholinesterase may be postulated.

Acetylcholine color reaction: ACh reacts with hydroxylamine producing acetohydroxamic acid. With ferri ion (Fe (Ⅲ)) the latter can form a fuscescent Fe (Ⅲ) hydroxamic acid chelator under acidic circumstances, and the absorbance of the chelator reflect the content of ACh.

the process follows:

1. Hydroxylamine hydrochloride reacts with sodium hydroxide and free hydroxylamine is produced.

$$NH_2 \cdot HCl + NaOH \longrightarrow NH_2OH + NaCl + H_2O$$

2. Surplus ACh reacts with free hydroxylamine and hydroxamic acid is pruduced

$$(CH_3)_3{\equiv}N\ (CH_2)_2OCOCH_3 + NHOH \longrightarrow CH_3CONHOH + (CH_3)_3{\equiv}N\ (CH_3)_2OH$$

3. Hydroxamic acid reacts with ferric chloride and a fuscescent compound (Fe (Ⅲ) -

hydroxamic acid chelator) is produced.

$$pH: 1 \sim 1.5,\ FeCl_3 + 3CH_3CONHOH \longrightarrow Fe(CH_3CONHO)_3 + 3HCl$$

Reagents and Drugs

1. Acetylcholine chloride (ACh, 7×10^{-3}mol/L): Add appropriate ACh into distilled water to make a solution of 2.54%. Stored in refrigerator. Dilute the solution to 20 – fold (7×10^{-3}mol/L) before use.

2. Hydroxylamine hydrochloride ($NH_2 \cdot HCl$, 1 mol/L): Add 13.9g $NH_2 \cdot HCl$ in 200mL distilled water to make a solution of 1 mol/L. Stored in refrigerator.

3. 3.5 N NaOH (3.5 N).

4. HCl (4 N).

5. $FeCl_3 \cdot 6H_2O$ (3.7×10^{-1} mol/L): Dissolve 10g $FeCl_3 \cdot 6H_2O$ in approximately 20mL distilled water and 0.34 mL HCl. Heat the solution in order to make it dissolve completely and supplement with distilled water to 100mL to make a solution of 3.7×10^{-1} mol/L $FeCl_3$ 0.1 N HCl.

6. Phosphate buffer (pH7.2): Dissolve 16.72 g $Na_2HPO_4 \cdot 12\ H_2O$ and 2.72 g KH_2PO_4 in distilled water and supplement with distilled water to 100mL. Stored in refrigerator.

Methods

1. Add 0.85 mL phosphate buffer and 0.15 mL blood sample into a test tube, and pre – heat the solution in a water bath at 37 ± 1℃ for 3 ~ 5 min.

2. Add 1.0 mL of 7×10^{-3}mol/L ACh into the test tube, and then react in a water bath at 37 ± 1℃ for 40 min (another 20 min is needed if the reaction dose not complete), while shaking every 10 min.

3. When the reaction complete, add 4.0 mL of alkalinity hydroxylamine into the test tube immediately. (Alkalinity hydroxylamine is made up of 1 mol/L $NH_2 \cdot HCl$ and 3.5 N NaOH in a 1:1 ratio in volume. Prepare the solution under shaking 20 min before use.)

4. Add 2 mL of 4 N HCl and 2 mL of 3.7×10^{-2}mol/L $FeCl_3$ subsequently, and either is shaken well.

5. Filter the above reacted solution with a piece of filter paper, and then transfer the filtrate into a 1.0 cm glass well to measure the absorbance of the solution at 530 nm.

6. Control tube

(1) the substrate control without ACh and blood sample.

(2) the blood control without ACh.

(3) the total ACh control (the standard value of ACh, no inhibition).

Make the control tubes in the same manner as the sample tube.

(Yang Jing – Yu)

Experiment 10 Myelosuppressive effect of antitumor drugs and prevention

Purpose

Comet assay, also known as the single cell gel electrophoresis (SCGE), is a method for detecting DNA damage and repair in eukaryocytes at single cell level. Cyclophosphamide (CTX), one of alkylating agents, is used as a tumor inhibitor and immunodepressant clinically. It can induce hypoimmunity and myelosuppression, and cause DNA damage in myelocytes. Pharmacological studies showed that Jiaogulan, one of traditional Chinese medicines, has significant protective effects on genetic damage. The extent of DNA damage in myelocytes induced by CTX and the protective effect of Jiaogulan could be determined by the comet assay. The purpose of the present experiment includes ①to learn the experimental method of evaluating DNA damage using the comet assay; and ②to observe DNA damage in myelocytes caused by antitumor drugs and the protective effects of Jiaogulan.

Animal

Mice (20 ~ 22g).

Reagents and Drugs

Cyclophosphamide (CTX), Jiaogulan, saline, normal melting - point agarose (NMA), low melting - point agarose (LMA), phosphate - buffered saline (PBS), Merchants' solution, cell lysing solution, Triton X - 100, DMSO, alkaline electrophoresis buffer (1mmol/L Na_2EDTA, 300mmol/L NaOH), ethidium bromide (EB, 20ug/mL), fluorescent staining agent.

Instruments

Syringes, test tubes, test tube rack, slides, coverslips, horizontal gel electrophoresis tank, stabilized voltage power supply, fluorescent microscope, LUCIA analysis software.

Methods

1. Experimental protocol

Animals were divided randomly into 4 groups (4 animals in each group). Control group, Jiaogulan group, CTX group, Jiaogulan CTX group. They were housed under ambient room temperature and fed with food and water ad libitum. CTX group and control group were given the normal food, while Jiaogulan CTX group and Jiaogulan group were given the food containing 10% Jiaogulan for 10 consecutive days. Then CTX group and Jiaogulan CTX group were both injected with CTX intraperitoneally (0.145g/kg) for twice at the interval of 24h, while the other two groups were injected with saline.

2. Sample Procedure

After above treatments mice were sacrificed. The bone marrow from the femora was picked out, after which it was conducted with Merchants' solution (0.14mol/L NaCl, 1.47 mmol/L KH_2PO_4, 2.7 mmol/L KCl, 8.1mmol/L Na_2HPO_4, 0.53mmol/L Na_2EDTA, pH 7.4), and cell suspension was collected. Cell viability was determined using the trypan blue dye – exclusion assay. Wells having cell survival > 95% were processed for the comet assay. 10μl of cell suspension (the number of cells > 10 000) was mixed with 75μl of low concentration lysing solution agarose at 37℃, then normal concentration lysis solution agarose was added.

3. Comet Assay

1) Slide Preparation

The first layer was normal melting – point agarose (NMA). A slide was coated with 100μl of 1% NMA in PBS and covered with a clean No.1 coverslip immediately. The slides were placed at 4℃ for 10 min to allow NMA to solidify. The second layer was low melting – point agarose (LMA) containing myelocytes. No.1 coverslip was removed and the first – layer gel was scraped away gently. 100μl of LMA containing myelocytes (a 1:1 mixture of the cell solution examined and 0.5% LMA in PBS) was layered over the NMA immediately, after which a No.2 coverslip was placed on the mixture. The slides were kept at 4℃ for 10min to allow LMA solidifying. The final layer was NMA. The No.2 coverslip was removed carefully at room temperature. 100μl of 0.6% NMA in PBS was added, and a No.3 coverslip was put over the surface. The slides were placed at 4℃ for 10min to solidify NMA.

2) Cell Lysis

The slides (without coverslips) were immersed in freshly prepared, cold lysing solution (2.5mol/L NaCl, 100 mmol/L Na_2EDTA, 10 mmol/L Tris – HCl, pH 10, 1% Triton X – 100 and 10% DMSO, DMSO added just before use) and refrigerated for 2h.

3) DNA Alkaline Unwinding:

After the lysing step, the slides were placed into a horizontal gel electrophoresis tank containing freshly prepared alkaline electrophoresis buffer (1mmol/L Na_2EDTA, 300mmol/L NaOH, pH > 13) for 40min. The slides were immersed at approximately 0.25cm above the slides.

4) Electrophoresis

Electrophoresis was performed at 18V and 300mA for 30min. The current and voltage could be adjusted by altering the height of buffer.

5) Neutralization and Staining

Following electrophoresis, the slides were washed gently in a neutralization buffer solution (4mmol/L Tris – HCl, pH7.5) for 5min. The process was repeated three times. Subsequently, the slides were immersed in dehydrated ethanol for 1h, then dried or placed overnight at room temperature. Every slide was stained with 50μl of EB solution for 5min, and overlaid with a coverslip.

6) Comet Evaluation

The stained slides were viewed in a fluorescent microscope. DNA in the agarose took on red fluorescence, and migrated to the anode. The unbroken DNA without DNA fragment showed only a round bright fluorescent head, while the broken DNA formed a comet – like tail because of generating DNA fragments.

Results

For each slide, 40 randomly selected cells were analyzed with LUCIA analysis software. The extent of DNA damage was evaluated by the parameters measured: percentage head and tail DNA, head radius, integral optical density, tail length, tail moment, olive moment, head and tail area and so on. All data were expressed as the mean ± standard deviation ($\overline{X} \pm SD$), and were analyzed by two – way analysis of variance (ANOVA) test for post hoc comparisons. Statistical significance between two groups was assessed by Fisher's least – significant difference (LSD) test.

Notice

1) Before the first layer of NMA being applied, the slides needed to be preheated, otherwise NMA solidified easily.

2) Take care of removing the coverslips. Remove them gently until gel solidified completely.

3) Control strictly the voltage and the time of electrophoresis which exerted marked effect on DNA during experiment.

4) Protect yourself from EB, which is a kind of powerful carcinogen. Samples stained should be examined with fluorescent microscope as soon as possible.

(Yang Jing – Yu)

Chapter 8 Experimental Design

Experiment 1 Effects of drugs on central nervous system

Purpose

To identify the effects of drugs on central nervous system.

Animal

Mice (male and female, 18 ~ 22g).

Reagents and drugs

Bitter acid, drug A, drug B, drug C.

Methods

1. Nine mice were weighted, labeled and randomly divided into three groups. Observing general activities (whether the righting reflex exists, crouching without activity or always active) and recorded.

2. Administration

Mice in group1 were administrated drug A 0.1mL/10g by intraperitoneal injection.

Mice in group2 were administrated drug B 0.1mL/10g by intraperitoneal injection.

Mice in group3 were administrated drug C 0.1mL/10g by intraperitoneal injection.

3. Observing for 40 min after administration and the following indexes were recorded:

①general activities;

② whether the righting reflex disappears; the disappearance time and the recovery time;

③the appearance time and the disappearance time of hyperspasmia presymptoms (upright tail、jumping、screaming、odontoprisis etc.);

④the appearance time and the disappearance time of crouching without activity.

Results

Recording and explaining the experimental data.

1. Before administration

Groups	No.	General activities
drug A	1	
	2	
	3	
drug B	1	
	2	
	3	
drug C	1	
	2	
	3	

2. After administration

Groups	NO.	General activities	righting reflex	hyperspasmia	pronating
drug A	1				
	2				
	3				
drug B	1				
	2				
	3				
drug C	1				
	2				
	3				

Notice

Drug A、B、C are chlorpromazine、pentobarbital and nikethamide, respectively, but we don't know exactly.

(Yang Jing – Yu)

Experiment 2: Designate an experiment to study whether the unknown drug has sedative – hynopnotic effect

Purpose

Mice treated with sedative – hypnotics show the decrease of locomotor activity and the loss of righting – reflex. Sedative – hypnotics inhibit the increase of locomotor activity and synergize the hypnotic effects of barbiturates. By observing whether the unknown drug can decrease the locomotor to judge whether it has sedative effect; By observing whether the unknown drug induces the loss of righting – reflex and whether it has synergism with the subthreshold barbital sodium to judge whether it has hypnotic effect. The purpose of the present experiment is to study whether the unknown drug has sedative – hynopnotic effect using pentobarbital sodium as the positive controls.

Animal

Mice (18 – 22g).

Reagents and Drugs

Tested drug (A, B), pentobarbital sodium (300 mg/mL), saline.

Instruments

The locomotor measurement instrument, syringe, thermostatic water bath, tin.

Methods

1. To determine the locomotor activity

Mice are divided into three groups of ten mice in each, the control group and drug A, B treated once. Twenty – five min later, put the mice into the locomotor measurement instrument to make them adapt the new environment for 5min, then the locomotor activity is recorded for 25 min.

2. To study the effect on the hypnotic action induced by subthreshold dose of pentobarbital sodium

Mice are divided into three groups of ten mice in each, the control group and drug A, B treated once. All the animals receive pentobarbital (30mg/kg, i. p.). Then drug A, B are administrered to the mice in the drug treatment group, respectively. The control group receive saline. Note down the numbers of sleeping mice according to the following criteria: Mice recorded more than 30sec of righting reflex disappearance within 15 min are considered positive, which indicates falling asleep.

Results

1) Statistical comparisons between control and drug treated group is analyzed by Dunnet's test.

2) Adopt χ^2 test to determine whether it has significant difference between control and drug treated group.

Notice

1) It is suitable to do the sleeping experiment in a quiet environment, ambient room temprature 24 ~ 25℃.

2) The protocol of righting reflex is to keep mouse's head upright on tin that holding shaking slightly at 30℃. If the righting reflex of one animal is lost for more than 30 sec, the animal can be considered "the loss of righting reflex", which indicates it falling asleep.

(Yang Jing - Yu)

Experiment 3: Effects of drugs on efferent nervous system

Purpose

There are α、β、M receptors in rabbit intestine smooth muscle and intestine smooth muscle can be inhibited by adrenaline etc which stimulate α、β receptors to inhibit the pendular movement of intestine. Drugs stimulate M receptors such as ACH which induce the intestine smooth muscle contracting and the pendular movement becoming stronger, this effect can be inhibited by M receptor blocker. So determine the types of these drugs according to the reaction of intestine smooth muscle. The purpose of the present experiment is to observe the effects of unknown drugs and determine which type they belong to by isolating rabbit intestine samples to identify.

Animal

Rabbit (2 ~ 3 kg).

Reagents and drugs

5×10^4 mol/L acetylcholine chloride (A), 0.03% atropine sulfate (B), 0.01% adrenalin hydrochloride (C), 20% barium chloride (D), Tyrodes' solution (appendix I).

Instruments

S501 – A digital display constant thermostatic water bath, RM6240BD multi – channel physiological information treater, McB bath, muscular tension energy transducer, readjust localizer, oxygen bomb, L – type oxygen claw, superior position sling bottle, surgical instruments, precise pH indicator paper (6.4 ~ 8.0), iron frame, iron tripodia frame, iron ring, alligator clip, syringe (0.25、0.5、1.0、2.5、5.0mL), beaker (500、1000mL), cylindrical glass, suture needle, suture line.

Methods

Refer to the method in experiment 3 of chapter 4 to design the experiment by yourself, complete the experiment during 4 hours and isolate 1 ~ 2 sections of intestine to determine the types of these drugs.

Results

Analyze the unknown drugs according to the sequence of drug addition and the experimental results, conclude the mechanism of drug effects and indicate each drugs' type, write down your reasons.

Notice

1) Avoid the intestinal canal's activity being affected by dragging.

2) Employ the decussating method when braiding on the amphi – intestinal canal to avoid twist and make sure the circulating of nutrient fluid.

3) Bathe the intestinal canal 2 ~ 3 times before adding drugs.

4) Add drugs on the surface of fluid in McB bath directly, do not contact to the line or the tube wall.

(Yang Jing – Yu)

附录一　常用营养液的组成和配制

成分及储备液浓度	每1000mL所需量					
	生理盐水 Normal Saline	任氏液 Ringer	洛氏液 Locke	任洛氏液 ringer - locke	台氏液 Tyrode	克氏液 Krebs
NaCl	9.0g	6.5g	9.2g	9.0g	8.0g	6.9g
KCl(10%)		1.4mL(0.14g)	4.2mL(0.42g)	4.2mL(0.42g)	2.0mL(0.20g)	3.0mL(0.35g)
$MgSO_4 \cdot 7H_2O$ (10%)					2.6mL(0.26g)	2.9mL(0.29g)
$NaH_2PO_4 \cdot 2H_2O$ (5%)		0.13mL(0.0065g)			1.3mL(0.065g)	
KH_2PO_4						1.6mL(0.16g)
NaH_2CO_3		0.2g	0.15g	0.5g	1g	2.1g
$CaCl_2$(1mol/L)		1.08mL(0.12g)	2.16mL(0.24g)	2.16mL(0.24g)	1.8mL(0.20g)	2.52mL(0.28g)
Glucose		2g	1g	1g	1g	2g
通气		空气	O_2	O_2	O_2 或空气	O_2 + 5% CO_2
	用途					
	生理盐水 Normal Saline	任氏液 Ringer	洛氏液 Locke	任洛氏液 ringer - locke	台氏液 Tyrode	克氏液 Krebs
	哺乳类小量静脉注射	用于蛙类器官	温血动物心脏等	用于哺乳类心脏等	用于哺乳动物肠肌等	用于哺乳类及鸟类的各种组织

说明：1. 表中各溶液的成分，含量和用途，各家主张不一，但大同小异。

2. 凡溶液中含有 NaH_2CO_3 或 NaH_2PO_4 或 $CaCl_2$ 者，均应分别溶解，然后加入其他已充分溶解的成分，否则可产生沉淀。

3. 葡萄糖应在临用前加入，以免孳生细菌。

附录二　非挥发性麻醉药对实验动物的常用量

	动物	给药法	剂量（mg/kg）	持续时间（h）	备注
戊巴比妥钠（3%～5%）	犬、猫、兔	i.v.	30	2～4	
		i.p.	30	2～4	
		s.c.	50	2～4	
	豚鼠	i.p.	45	2～4	
	大鼠	i.p.	45	2～4	
	小鼠	i.p.	45	2～4	

续表

	动物	给药法	剂量（mg/kg）	持续时间（h）	备注
硫喷妥钠（5%）	犬、猫 兔、大鼠	i.v. i.p. i.v. i.p.	20～30 30～50	0.25～0.5 0.25～0.5	抑制呼吸较严重，i.v宜慢
乌拉坦（20%）	猫、兔 大鼠、小鼠 蛙	i.v. i.p. i.m. 淋巴液	900～1000 1300 2000	2～4 2～4 2～4	
氯醛糖（2%）	猫、兔 大鼠	i.v. i.p. i.v. i.p.	80 80	5～6 5～6	
氯乌合剂	猫、兔	i.v. i.p.	氯 75，乌 750	5～6	

注：i.v. 静脉注射；i.p. 腹腔注射；i.m. 肌肉注射；s.c. 皮下注射

附录三　常用实验动物的一些生理常数

指标		小白鼠	大白鼠	豚鼠	家兔	猫	狗	蟾蜍
适用体重（kg）		0.018～0.025	0.12～0.20	0.2～0.5	1.5～2.5	2～3	5～15	
寿命（年）		1.5～2.0	2.0～3.5	5～7	5～7	6～10	10～15	
性成熟年龄（月）		1.2～1.7	2～8	4～6	5～6	10～12	10～12	
孕期（日）		20～22	21～24	65～72	30～35	60～70	58～65	
平均体温（℃）		37.4	38	39.5	39	38.5	38.5	
呼吸（次/min）		136～216	100～150	100～150	55～90	25～90	20～30	
心率（次/min）		400～600	250～400	180～250	150～220	120～180	100～180	40～50
血压（kPa）		15.3	14.7	10.7	14/10	17.3/10	16.7/9.3	4.1/2.8
血量（mL/100g 体重）		7.8	6	5.8	7.2	7.2	7.8	
红细胞（百万/mm^3）		7.7～12.5	7.2～9.6	4.5～7.0	4.5～7.0	6.5～9.5	4.5～7.0	
血红蛋白（g%）		10.0～19.0	12.0～17.5	11.0～16.5	8.0～15.0	7.0～15.5	11.0～18.0	
血小板（万/mm^3）		60～100	50～100	68～87	38～52	10～50	10～60	
白细胞总数（千/mm^3）		6.0～10.0	6.0～15.0	8.0～12.0	7.0～11.3	14.0～18.0	9.0～18.0	
白细胞分类（%）	嗜中性	12～14	9～34	22～50	26～52	44～82	62～80	
	嗜酸性	0～5	1～6	5～12	1～4	2～11	2～24	
	嗜碱性	0～1	0～1.5	0～2	1～3	0～0.5	0～2	
	淋巴	54～85	65～84	34～64	30～82	15～44	10～28	
	大单核	0～15	0～5	3～13	1～4	0.5～0.7	3～9	

附录四　不同动物等效剂量（mg/只）的折算系数（K）

	小鼠 20g	大鼠 200g	豚鼠 400g	兔 1.5kg	猫 2.0kg	猴 4.0kg	狗 12.0kg	人 70.0kg
小鼠 20g	1.0	7.0	12.25	27.8	29.7	64.0	124.0	387.0
大鼠 200g	0.14	1.0	1.74	3.9	4.2	9.2	17.8	56.0
豚鼠 400g	0.08	0.57	1.0	2.25	2.4	5.2	9.2	31.5
兔 1.5kg	0.04	0.25	0.44	1.0	1.08	2.4	4.5	14.2
猫 2.0kg	0.03	0.23	0.41	0.92	1.0	2.2	4.1	13.0
猴 4.0kg	0.016	0.11	0.19	0.42	0.45	1.0	1.9	6.1
狗 12.0kg	0.008	0.06	0.10	0.22	0.23	0.52	1.0	3.1
人 70.0kg	0.0025	0.018	0.031	0.07	0.078	0.16	0.32	1.0

附录五　百分率、机率单位和权重系数对照表
（上行：机率单位 下行：权重系数）

%	0	1	2	3	4	5	6	7	8	9
0	/	2.67 0.071	2.95 0.121	3.12 0.159	3.25 0.194	3.36 0.225	3.45 0.252	3.52 0.276	3.59 0.301	3.66 0.322
10	3.72 0.343	3.77 0.36	3.83 0.379	3.87 0.395	3.92 0.412	3.96 0.425	4.01 0.442	4.05 0.455	4.08 0.467	4.12 0.478
20	4.16 0.49	4.19 0.50	4.23 0.512	4.26 0.52	4.29 0.529	4.33 0.54	4.36 0.548	4.39 0.555	4.42 0.563	4.45 0.57
30	4.48 0.576	4.50 0.581	4.53 0.587	4.56 0.593	4.59 0.599	4.61 0.602	4.64 0.608	4.67 0.612	4.69 0.615	4.72 0.618
40	4.75 0.622	4.77 0.624	4.80 0.627	4.82 0.629	4.85 0.631	4.87 0.633	4.90 0.634	4.92 0.635	4.95 0.636	4.97 0.636
50	5.00 0.637	5.03 0.636	5.05 0.636	5.08 0.635	5.10 0.634	5.13 0.633	5.15 0.631	5.18 0.629	5.20 0.627	5.23 0.624
60	5.25 0.622	5.28 0.618	5.31 0.615	5.33 0.612	5.36 0.608	5.39 0.602	5.41 0.599	5.44 0.593	5.47 0.587	5.50 0.581
70	5.52 0.576	5.55 0.57	5.58 0.563	5.61 0.555	5.64 0.548	5.67 0.54	5.71 0.529	5.74 0.52	5.77 0.512	5.81 0.50
80	5.84 0.49	5.88 0.478	5.92 0.467	5.95 0.455	5.99 0.442	6.04 0.425	6.08 0.412	6.13 0.395	6.18 0.379	6.23 0.36
90	6.28 0.343	6.34 0.322	6.41 0.301	6.48 0.276	6.55 0.252	6.64 0.225	6.75 0.194	6.88 0.159	7.05 0.121	7.33 0.071

附录六　0%或100%反应率的机率单位近似值和权重表

动物数 n	机率单位 0%	机率单位 100%	权重 W	动物数 n	机率单位 0%	机率单位 100%	权重 W
1	3.36	6.64	0.53	18	2.41	7.59	2.24
2	3.13	6.87	0.82	20	2.38	7.62	2.32
3	3.00	7.01	1.02	24	2.32	7.68	2.46
4	2.90	7.10	1.19	25	2.31	7.69	2.50
5	2.82	7.18	1.32	30	2.26	7.74	2.66
6	2.76	7.24	1.44	40	2.17	7.83	2.90
7	2.71	7.29	1.52	50	2.10	7.90	3.10
8	2.67	7.33	1.63	60	2.05	7.95	3.25
9	2.63	7.37	1.72	70	2.01	7.99	3.39
10	2.60	7.40	1.81	80	1.97	8.03	3.52
12	2.54	7.46	1.93	90	1.93	8.07	3.64
15	2.47	7.53	2.10	100	1.90	8.10	3.75

附录七　RM－6240 多道生理信号采集处理系统使用说明

RM－6240 生理信号采集处理系统是成都仪器厂研制的新一代医学实验设备，它采用了多媒体、计算机等技术，集生理信号采集、放大、显示、记录与分析为一体，是一个外置式仪器，它的系统特点是使用了 Windows 的中文图形界面，人机对话，使操作简单易学，该机采用了高效、高性能 A/D 转换器，采样频率在实时显示曲线，动态存盘情况下高达 100kHz，是国内任何一家都不能比拟的，RM－6240 可以在任意通道上观察不同导联的心电波形，也可在任意通道对各通道动态地运行微分积分、频谱分析及相关分析等数据处理，可满足药理、生理教学的实验要求，并可用于科研，系统可处理多种生理信号，具有信号实时显示、记录、波形分析、处理、打印等多种功能。

软件使用说明

一、软件概述

说明：

1．菜单条　显示顶层菜单项。选择其中的一项即可弹出其子菜单。

2．工具条　工具条的位置处于菜单条的下方。工具条提供了仪器基本功能的快捷按钮。

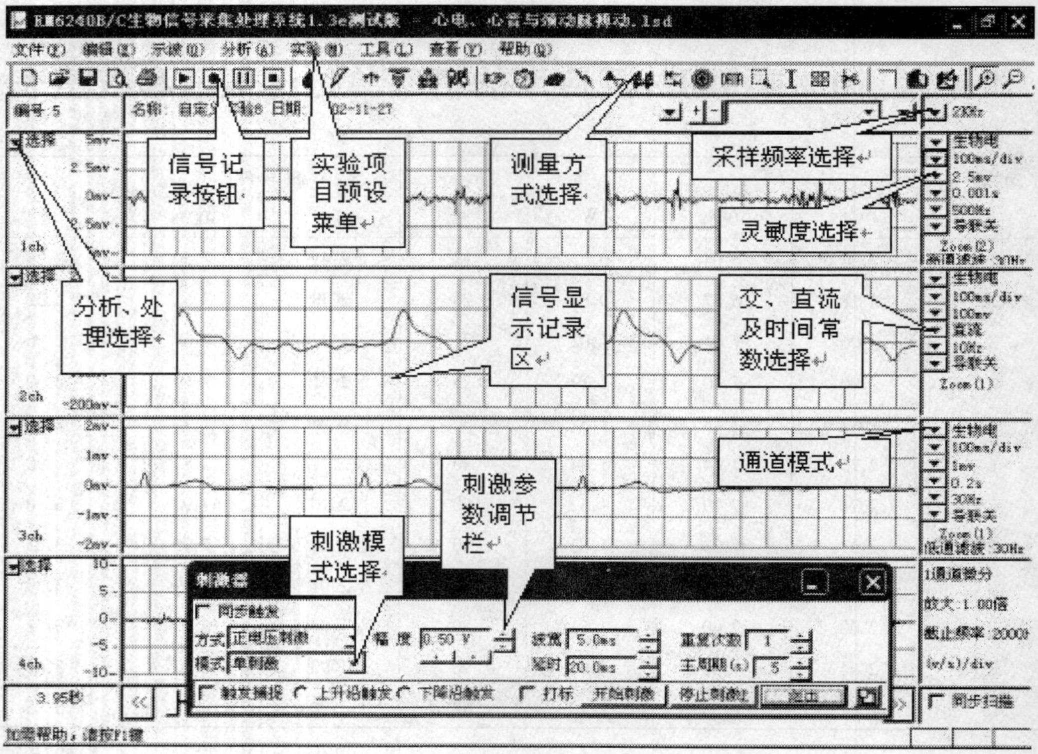

图附 7－1　RM6240 系统软件窗

菜单条中最常用的指令，都能在工具条中找到对应的图标（只需鼠标直接点击即可）。在操作工具条时，一旦鼠标指向某图标即会弹出其指令名称。

3．参数设置区　位于窗口的右侧。有“采样频率”及各通道的“通道模式”、“灵敏度”、“时间常数”、“滤波”、“扫描速度”等参数，用鼠标选择各功能键可调节各通道的实验参数。本系统每个通道都是多功能放大器，均可作血压放大器和生物电放大器（由通道控制参数区的通道模式决定）。

4．数据显示区　实验数据以波形的形式显示于该区域内。

5．标尺及处理区　该区显示各通道的通道号及对应信号量纲的标尺。鼠标点击“处理”按钮，弹出菜单，有对应通道定标、标记显示、分析测量、数据处理等功能选项（后文将会详细介绍）。

6．刺激器　程控刺激器为一弹出式浮动窗口，该刺激器可满足各种实验刺激的需要。

标尺及处理区

点击“选择”项，出现图附 7－2。

➢ **专用静态测量**

在“选择”菜单中选择“专用测量”的各项功能后，系统将根据用户在各对话框中选定的测量参数，自动在数据板中给出相应参数值。

各测量方法详见下文。

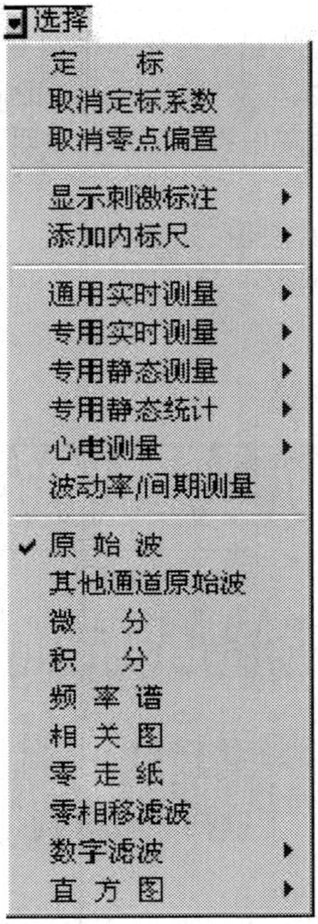

图附 7－2

张　　力

张力分为肌肉收缩单波分析和心肌收缩连续波分析。

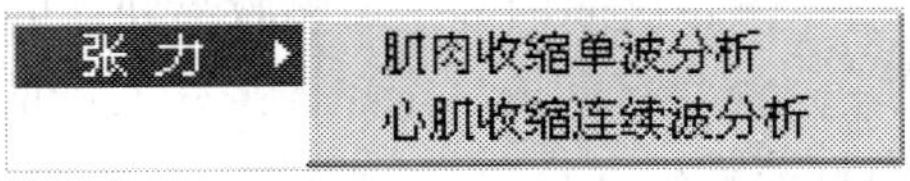

肌肉收缩单波分析：

于某通道选择该项后，用鼠标左键在其对应波形上选择 A、B 两点（如图附 7－3），以确定测量区域，则系统将自动在数据板中给出以下相应参数值。

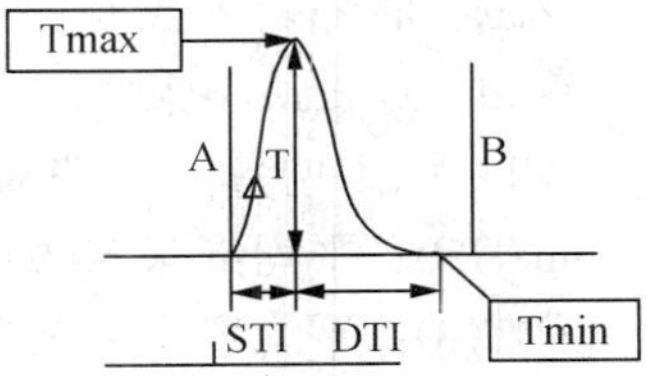

图附 7－3

Tmax ：收缩最大张力 ——A、B 区域间的最大值。

Tmin：舒张最小张力 ——A、B 区域间的最小值。

△T：张力增量——A 点对应值与 Tmax 的差值。

STI：收缩间期——A 点到 Tmax 对应点的间隔时间。

DTI：舒张间期——Tmax 对应点到 Tmin 对应点的间隔时间。

DTI50：舒张 50%间期——肌肉开始舒张到舒张 50%的间隔时间。

DTI90：舒张 90%间期——肌肉开始舒张到舒张 90%的间隔时间。

+ dT/dt max——肌肉收缩时张力最大变化速率。

- dT/dt max——肌肉舒张时张力最大变化速率。

t - dT/dt max——肌肉开始收缩至发生 dT/dt max 的间隔时间。

取消该功能，则在“选择”菜单中再点一次该项即可。

肌肉收缩连续波分析：

于某通道选择该项后，用鼠标左键在其对应波形上选择 A、B 两点（图附 7-4），以确定测量区域，系统则自动在数据板中给出测量区间内肌肉收缩连续波（或其他相似波形，如图附 7-4）的相关参数：

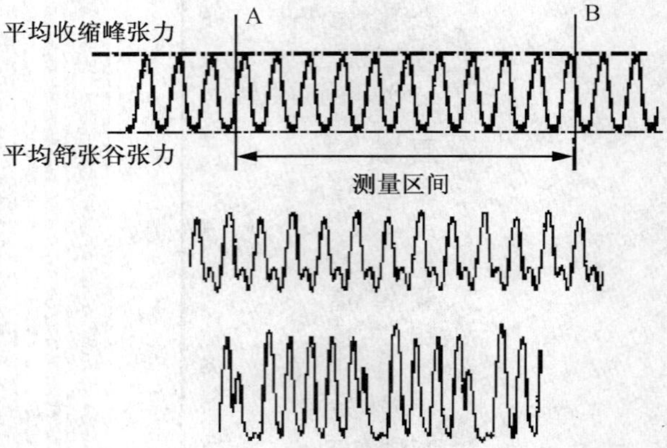

图附 7-4

平均收缩峰张力——测量区间内 n 个收缩峰张力的平均值。

平均舒张谷张力——测量区间内 n 个有舒张谷张力的平均值。

平均张力——测量区间内 n 个单波平均张力的平均值。

（注：单波平均张力—— $\frac{1}{n}\sum_{i=1}^{n}\frac{1}{\mathrm{T}}\int_{n}^{\mathrm{T}}\mathrm{T}(t)dt$ 张力对时间的积分。）

mSTI：平均收缩间期 —— 测量区间内 n 个单波收缩间期的平均值。

mDTI：平均舒张间期 —— 测量区间内 n 个单波舒张间期的平均值。

频率（心率）—— 肌肉收缩频率。

周期数 —— 肌肉收缩周期。

Tmax：收缩最大张力 —— 测量区间内收缩峰张力的最大值。

Tmin：舒张最小张力 —— 测量区间内舒张谷张力的最小值。

△T：张力增量 —— Tmax 与 Tmin 的差值。

mDTI50：平均舒张 50%间期 —— 测量区间内 n 个单波舒张 50%间期的平均值。

mDTI90：平均舒张 90%间期 —— 测量区间内 n 个单波舒张 90%间期的平均值。

+ dT/dt max —— 测量区间内 n 个单波的 + dT/dt max 的平均值。

- dT/dt max —— 测量区间内 n 个单波的 - dT/dt max 的平均值。

t - dT/dt max —— 测量区间内 n 个单波的 t - dT/dt max 的平均值。

取消该功能，则在“选择”菜单中再点一次该项即可。

压　　力

1．动脉血压测量

测量结果显示分为“平均值”和“原始值”。

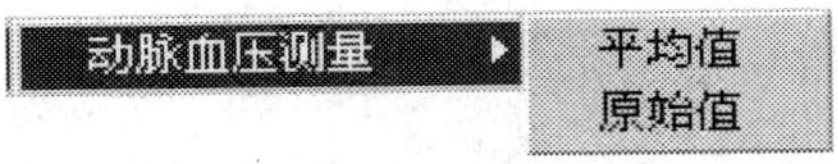

平均值——所有周期波的收缩压、舒张压、平均压、脉压差、心率、间期的平均值。

原始值——即各周期波的收缩压、舒张压、平均压、脉压差、心率、间期值。

以上测量值将在数据板中自动显示，同时在通道上部有一条蓝色参考线（线条分别对准血压波的收缩压和舒张压，用于监视测量准确性）。

测量区域选择方式分为“全屏选取”、“手动选取”、“时间选取”。

全屏选取——即以当前屏波形为测量区域。

手动选取——为手动测量方式。方法如下：

于某通道选择该项后，用鼠标左键在其对应波形上选择 A、B 两点（图附 7－5）以确定测量区间，则系统将自动在数据板中给出以下相应参数值。

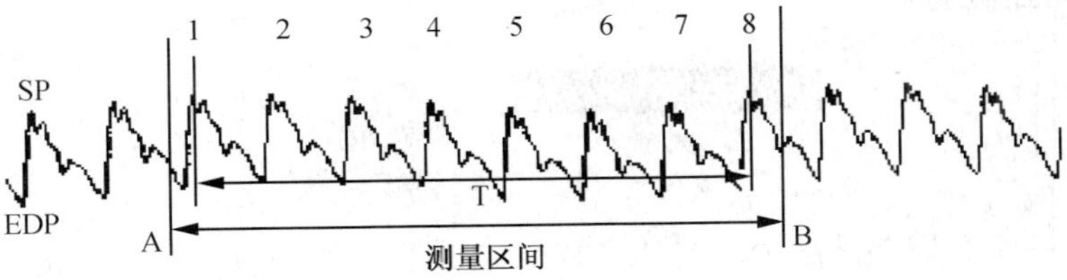

图附 7－5

mSP：平均收缩压 —— $\frac{1}{n}\sum_{i=1}^{n} SP_i$ n 为测量区间内的收缩峰压个数，本例 n = 8。

mDP：平均舒张压 —— $\frac{1}{n}\sum_{i=1}^{n} EDP_i$ n 为测量区间内的舒张谷压个数，本例 n = 8。

（注：平均动脉压—— $\frac{1}{n}\sum_{i=1}^{n}\frac{1}{\mathrm{T}}\int_0^{\mathrm{T}} \mathrm{P(t)dt}$ 动脉压对时间的积分）

mAP：平均压 —— 测量区间内 n 个平均动脉压的平均值。

平均脉压差 —— 平均收缩压与平均舒张压的差值。

HR：心率 —— 生物体的心率。

心动周期数 —— T/n n 为测量区间内完整的心动周期数，本例 n = 7。

SP：最大收缩压 —— 测量区间内收缩峰压的最大值。

EDP：最小舒张压 —— 测量区间内舒张谷压的最小值。

mSTI：平均收缩间期 —— 测量区间内 n 个单波收缩间期的平均值。

mDTI：平均舒张间期 —— 测量区间内 n 个单波舒张间期的平均值。

mSTI/ mDTI —— 平均收缩间期/平均舒张间期。

＋dP/dt max —— 测量区间内 n 个单波的＋dT/dt max 的平均值。

－dP/dtmax —— 测量区间内 n 个单波的－dT/dt max 的平均值。

t－dP/dtmax —— 测量区间内 n 个单波的 t－dT/dt max 的平均值。

时间选取——为统计测量方式

即在图附 7－6 的对话框中输入测量的起始时间和终止时间。

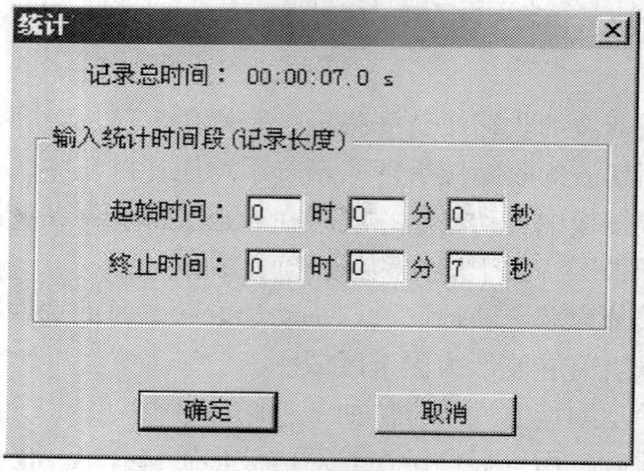

图附 7－6　统计时间输入框

2．心室内压测量

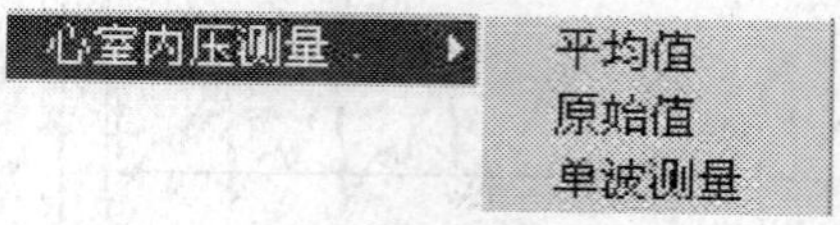

平均值——所有周期波的 LVSP、LVEDP、心率、＋dp/dtmax、－dp/dtmax 和 t－dp/dtmax 的平均值。

原始值——各周期波的 LVSP、LVEDP、心率、＋dp/dtmax、－dp/dtmax 和 t－dp/dtmax 值。

以上测量值将在数据板中自动显示，同时在通道上部有一条蓝色参考线（线条分别对准血压波的收缩压和舒张压，用于监视测量准确性）。

测量区域选择方式分为“全屏选取”、“手动选取”、“时间选取”。

全屏选取——即以当前屏波形为测量区域。

手动选取——为手动测量方式。方法如下：

用鼠标左键在其对应波形上选择 A、B 两点（图附 7－7），以确定测量区域，系统则自动在数据板中给出测量区间内心室内压的相关参数。

mLVSP——（平均心室峰压）$\frac{1}{n}\sum_{i=1}^{n} LVSP_i$ n 为测量区间内的心室峰压个数，本例 n＝6。

mLVDP——（平均心室舒张压）$\frac{1}{n}\sum_{i=1}^{n} LVDP_i$ n 为测量区间内 LVDP 个数，本例 n＝6。

mLVP——（平均心室内压）测量区间内 n 个平均心内压的平均值。

（注：平均心内压—— $\frac{1}{n}\sum_{i=1}^{n}\frac{1}{T}\int_0^T P(t)dt$ 心内压对时间的积分。）

mHR ——（心率）生物体的心率。

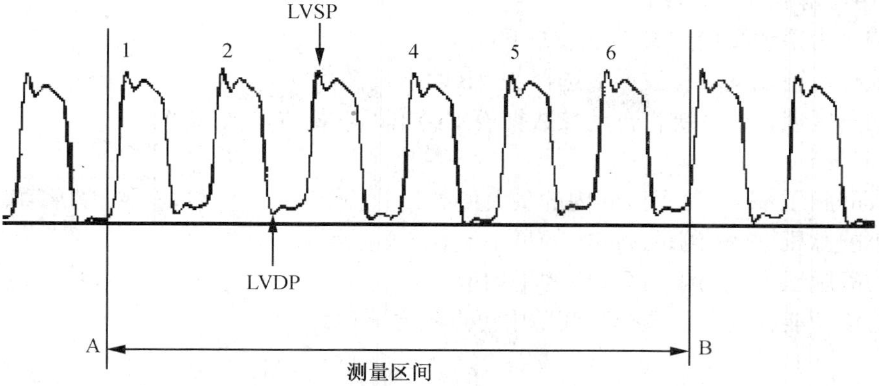

图附 7－7　心室内压曲线

mdP/dt max —— 平均心内压最大上升速率。

m－dP/dt max —— 平均等容舒张期室内压最大下降速率。

mt－dP/dt max —— 平均心室开始收缩至发生 dp/dt max 的间隔时间。

LVPmax ——（最大心室内压）测量区间内收缩峰压的最大值。

LVPmin ——（最小心室内压）测量区间内舒张谷压的最小值。

MSTI ——（平均收缩间期）测量区间内 n 个单波收缩间期的平均值。

MDTI ——（平均舒张间期）测量区间内 n 个单波舒张间期的平均值。

取消该功能，则在“选择”菜单中再点一次该项即可。

时间选取——为统计测量方式。

即在对话框中输入测量的起始时间和终止时间。

单波测量——为手动测量方式。方法如下：

用鼠标左键在其对应波形上选择 A、B、C 三点（图附 7－8），以确定测量区域，则系统将自动在数据板中给出以下相应参数值。

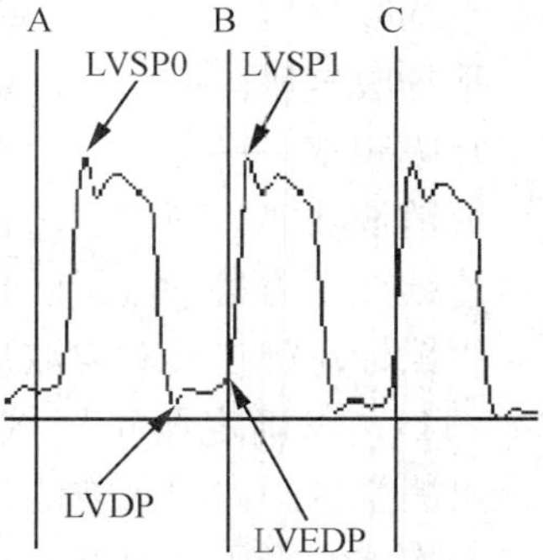

图附 7－8

LVSP ——（收缩压）即（LVSP0＋LVSP1）/2。

（其中，LVSP0 和 LVSP1 分别为 A、B 和 B、C 间的最大值）

LVDP ——（舒张压）A、B 间的最小值。

LVEDP ——（舒张末期压）B 点对应值。

HR ——（心率）由 LVSP0 和 LVSP1 的间隔时间确定。

STI ——（收缩间期）LVEDP 和 LVSP1 对应点的间隔时间。

DTI ——（舒张间期）LVSP0 和 LVEDP 对应点的间隔时间。

＋dP/dt max —— LVEDP 和 LVSP1 对应点间上升速度的最大值。

－dP/dt max —— LVSP0 和 LVEDP 对应点间下降速度的最大值。

t－dP/dt max —— LVEDP 和 ＋dP/dt max 对应点的间隔时间。

取消该功能，则在“选择”菜单中再点一次该项即可。

3．中心静脉压（CVP）

该测量为手动测量方式，方法如下：

用鼠标左键在其对应波形上选择 A、B 两点（图附 7－9），以确定测量区域，则系统将自动在数据板中给出以下相应参数值。

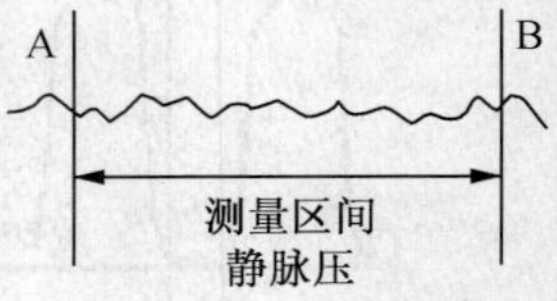

图附 7－9

最大静脉压 —— 测量区间内的最大值。

最小静脉压 —— 测量区间内的最小值。

平均静脉压 —— 测量区间内的平均值。

取消该功能，则在“选择”菜单中再点一次该项即可。

呼　　吸

用于测量呼吸波形：

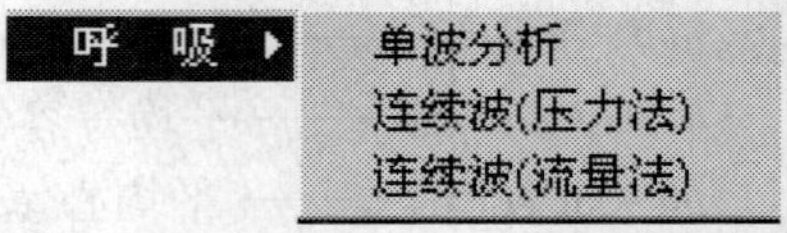

单波分析——为手动测量方式，方法如下：

用鼠标左键在其对应波形上选择 A、B、C 三点（图附 7－10），以确定测量区域，则系统将自动在数据板中给出以下相应参数值。

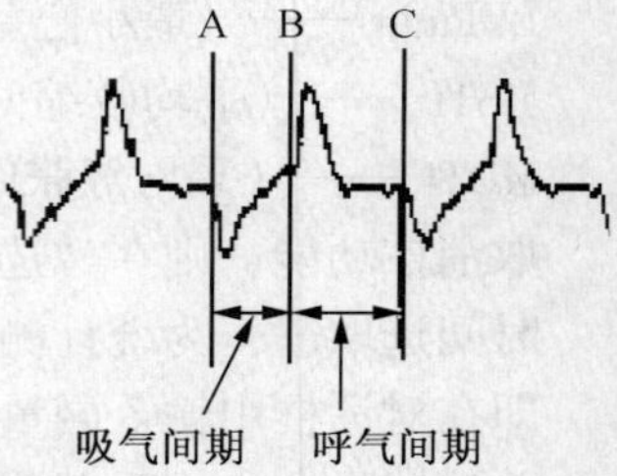

图附 7－10

最大呼气峰压——A、C 间的最大值。

最小吸气谷压——A、C 间的最小值。

＋dP/dtmax ——从谷压点到峰压点上升速度最大值。

－dP/dtmax ——从峰压点到 C 点下降速度最小值。

呼气间期 ——B、C 间隔时间。

吸气间期 ——A、B 间隔时间。

呼吸时比 ——呼气/吸气间期。

平均呼气压 ——B、C 间的平均值。

平均吸气压 ——A、B 间的平均值。

呼吸频率 ——由 A、C 为一个周期计算出的频率。

取消该功能，则在“选择”菜单中再点一次该项即可。

连续波压力法（流量法）——为手动测量方式，方法如下：

用鼠标左键在其对应波形上选择 A、B 两点（图附 7－11），以确定测量区域，系统则自动在数据板中给出测量区间内呼吸波的相关参数。

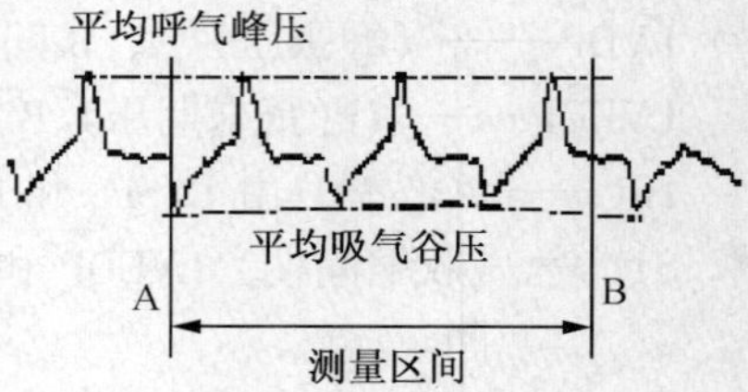

图附 7－11

平均呼气峰压（流量）——测量区间内 n 个呼气峰压的平均值。

平均吸气谷压（流量）——测量区间内 n 个吸气谷压的平均值。

最大呼气峰压（流量）——测量区间内 n 个呼气峰压的最大值。

最小吸气谷压（流量）——测量区间内 n 个吸气谷压的最小值。

呼吸频率

+ dP/dt max ——测量区间内 n 个单波的 + dP/dt max 的平均值

- dP/dtmax ——测量区间内 n 个单波的 - dP/dt max 的平均值

取消该功能，则在“选择”菜单中再点一次该项即可。

心　电

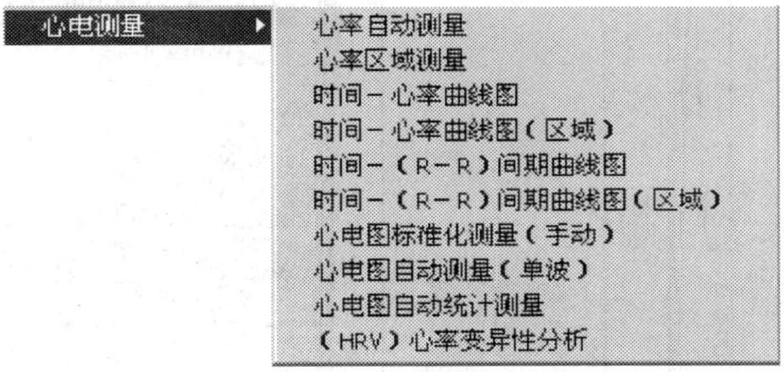

心率自动测量——自动测量一屏心电图的心率（平均值），无法测定呼吸率和血压。按住 ctrl 键点击波形区可以修正 R 波波动比较厉害的心电波。

心率区域测量——用鼠标确定一段区域（这段波至少包含 2 个或 2 个以上的心电波）。

系统将自动测量这段区域内的心率（平均值）。

时间 - 心率曲线图——绘制时间和心率变化的关系，即心率随时间变换的趋势图（通过确定起始和结束时间确定 X 坐标（时间轴长度））。

时间 - 心率曲线图（区域）——绘制时间和心率变化的关系，即心率随时间变换的趋势图（通过点击通道内 2 点来确定 X 坐标（时间轴长度））。

时间 - （R - R）间期曲线图

绘制时间和心率（R - R 间期）变化的关系图，即（R - R 间期）随时间变换的趋势图（通过确定起始和结束时间确定 X 坐标（时间轴长度））。

时间 - （R - R）间期曲线图（区域）

绘制时间和心率（R - R 间期）变化的关系图，即（R - R 间期）随时间变换的趋势图（通过点击通道内 2 点来确定 X 坐标（时间轴长度））。

心电图标准化测量（手动）——按心电图标准化测量（参照图附 7 - 12），用鼠标依次确定 5 点（图附 7 - 13），可测定心电图的：P 波峰值，R 波峰值，T 波峰值，P - R 间期，Q - R - S 间期，Q - T 间期、S - T 间期。

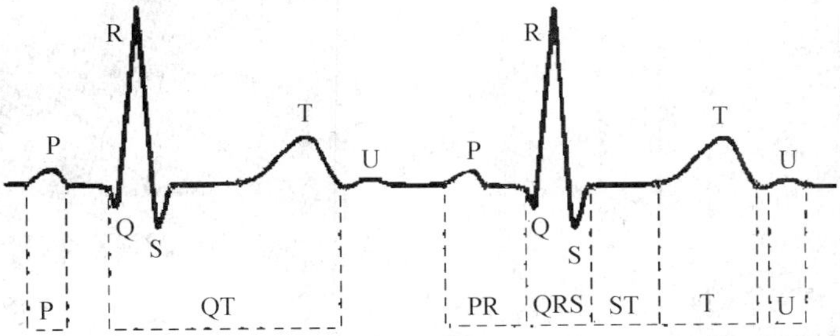

图附 7 - 12　标准Ⅱ导联心电图——标准化测量示意图

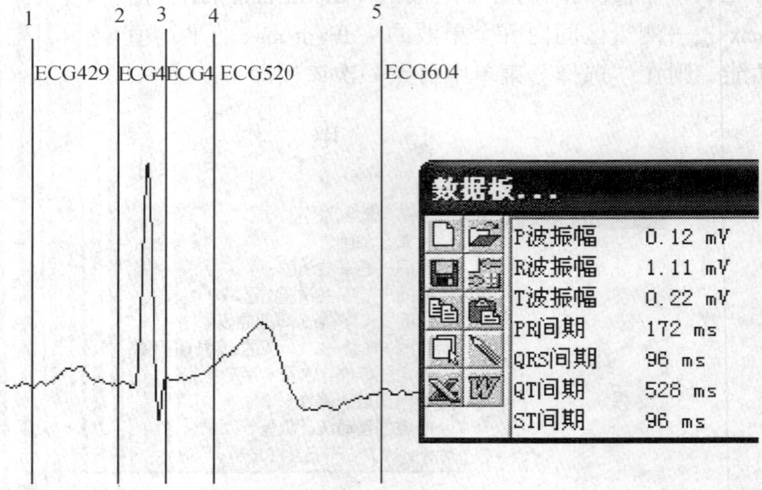

图附 7－13

心电图自动测量（单波）

该测量主要针对单个心电波的测量。测量前系统会提示你选择需要测量的参数。然后在通道内确定一个完整心电波的起始和结束。图附 7－14

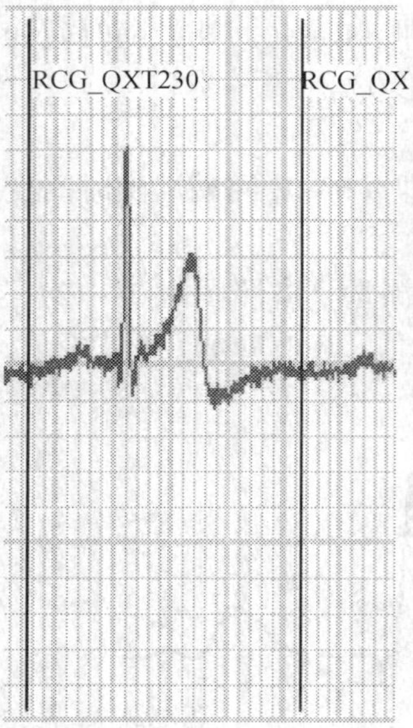

图附 7－14

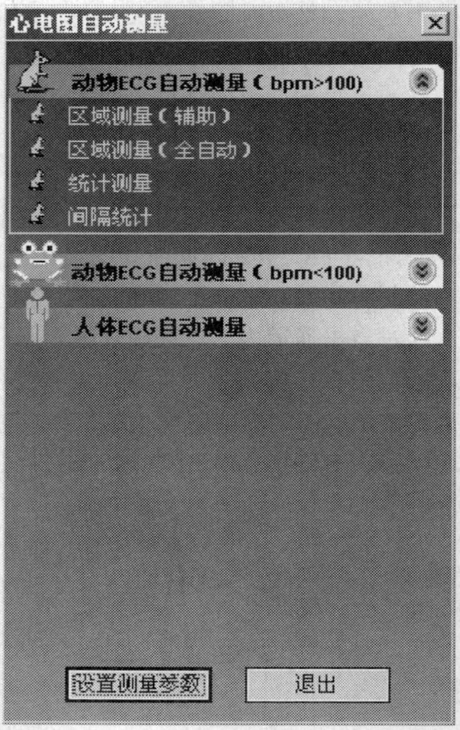

图附 7－15

起始点：1 个完整心电波形的 P 波开始前的平稳一段（一般建议在 P 波开始前 16－30ms 为佳）。

结束点：1个完整心电波形的T波结束的平稳一段（一般建议在T波结束后的平稳一段为佳）。

心电图自动统计测量

心电图自动测量按“实验对象”以及“心率快慢”分为3种类型。（图附7-15）

（1）动物型（心率>100bpm）。例如：大（小）鼠、狗、兔等。

（2）动物型（心率<100bpm）。例如：蛙、鱼、壁虎等。

（3）人体型专门对于人体的测量。

心电图的自动测量主要针对Ⅰ、Ⅱ、Ⅲ导联心电图，该自动测量工具也是主要针对这些导联的心电图，测量结果包括P、Q、R、S、T波振幅测量，ST段偏移量，PR、QRS群、ST、QT间期。

该测量工具不仅可以统计单个心电波，而且可以统计长时间的一段心电波，并统计出每个心电波的所有相关数据，并给出这些心电波的初步简单统计数据。统计结果可以导入到Excel，便于进一步做分析统计。

每种类型的测量都对应了3种不同的测量方法。

1．区域测量（辅助）

用户需要在波形通道内用鼠标点下2点以确定测量区域。并且需要辅助的地方是：确定鼠标点下的第一点需要保证在1个完整心电波形的P波开始前的平稳一段（一般建议在P波开始前16–30ms为佳）。

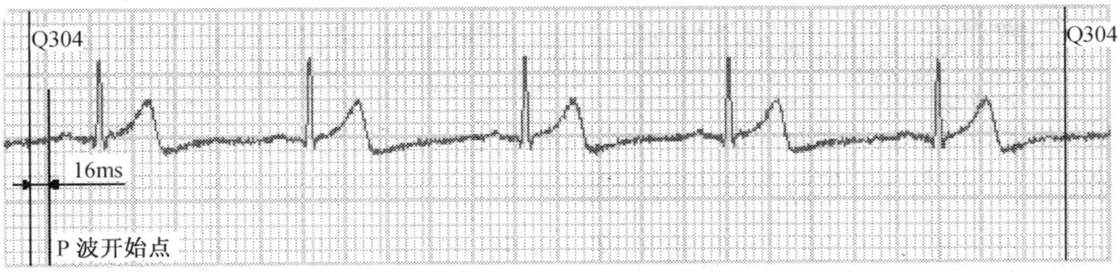

2．区域测量（全自动）

用户只需要在通道内用鼠标点下2点确定测量区域。系统将自动统计出该区域内所有完整的心电图波形。该方法采用全自动寻点方法，不需要其他的任何辅助。

3．统计测量

用户只需要在通道内确定一点作为统计的起点（即统计起始时间）。

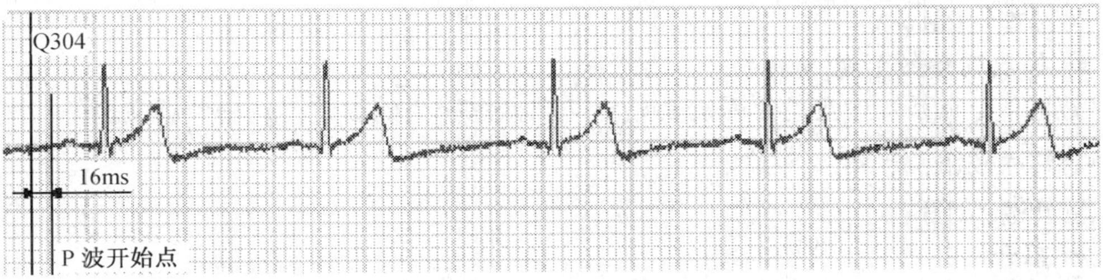

然后根据对话框提示输入统计结束时间。系统将自动统计该时间段内所有的完整的心电波形。该方法采用“区域测量（辅助）”算法，由于该方法统计时间较长，用户需要比较精确的将起始时间（即点下的那一个点）确定在 1 个完整心电波形的 P 波开始前的平稳一段（一般建议在 P 波开始前 16－30ms 为佳）。

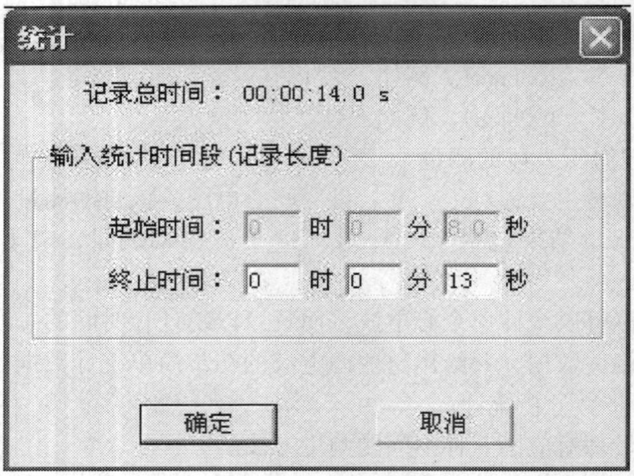

二、菜单说明

顶级菜单条如下图：

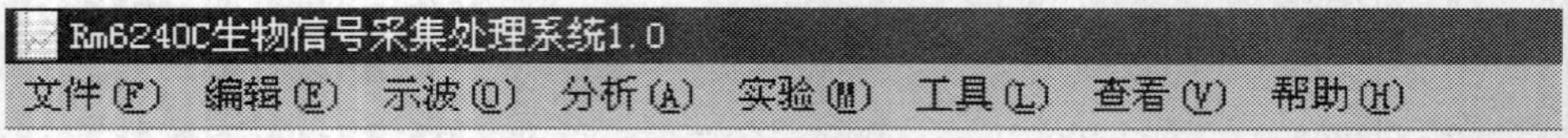

顶级菜单条相当于对菜单命令进行第一次分类，将相同性质的命令放入到同一顶级菜单项下。以下将详细说明各顶级菜单各项功能。

文　　件

“文件菜单”中的命令主要用于新建、打开、保存、打印文件，其用法与 Word、Excel 等其他应用程序中的“文件”菜单相似。

➢ **按默认参数新建**

用此命令在系统中进行了系统初始化并根据系统默认参数建立一个新文档。

工具栏按钮：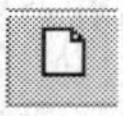

快键键：Ctrl + N

➢ **按当前参数新建**

用此命令在系统中进行了系统初始化并根据系统当前参数建立一个新文档。

工具栏按钮：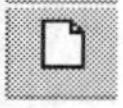

快键键：Ctrl + M

➢ **打开**

用此命令打开一个已存储的文件供分析处理等。

工具栏按钮：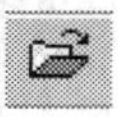

快键键：Ctrl + O

➢ **保存**

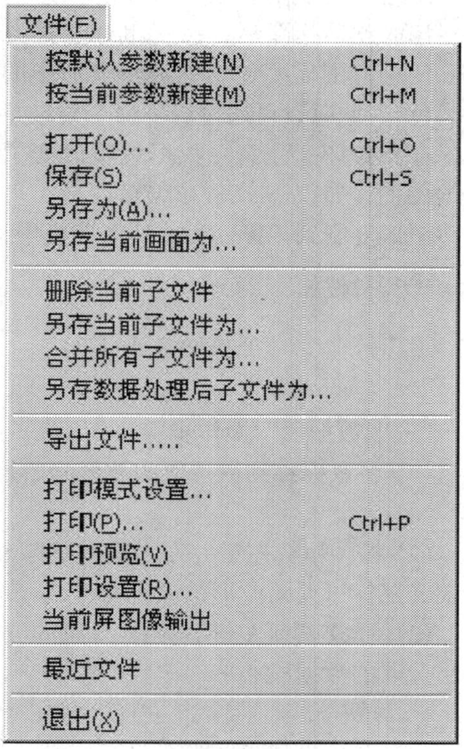

用此命令将记录的波形或经过处理的波形保存到它的当前的文件名和目录下。当第一次保存时，记录分析仪显示“另存为”对话框以便对要保存的文件命名。如果在保存之前，想改变文件名和目录，可选用“另存为”命令。

工具栏按钮：

快捷键：Ctrl + S

➢ **另存为**

用此命令来保存并命名文件。显示“另存为”对话框以便命名您的文件。如要用当前文件名和目录保存文档，可用保存命令。

➢ **另存当前画面为…**

用此命令来保存通道当前屏幕显示的波形。

➢ **删除当前子文件**

子文件：一个实验项目，您可能记录了不止一个波形，有多个波形。每一个记录波形就是一个子文件。

当记录文件包含多个子文件时，该功能用于删除当前屏所在的子文件。

➢ **另存当前子文件为…**

当记录文件包含多个子文件时，该功能可将当前屏所在的子文件存为一个新的记录文件，以便以后单独使用。

➢ **合并所有子文件为…**

当记录文件包含多个子文件时，该功能用于将所有的子文件按编号顺序合并为一个只有一个子文件的新记录文件。注意：各子文件的采样频率、通道数目、扫描速度、灵敏度、时间常数、导联项目等参数必须一致。

➢ **导出文件**

该项功能可以导出当前子文件中任意通道的数据。导出后的数据将以数据文本“＊.txt”和参数文本“＊.doc”形式保存。“数据文本”记录波形数据的时刻和对应该时刻的数值，并可以用于 Matlab、SPSS、SAS 等著名的数据分析软件进行分析；“参数文本”记录波形数据所在通道的采样频率、时间常数、灵敏度、滤波常数和导联方式。

编　　辑

在“编辑”菜单选择“数据编辑”或在工具栏点击“数据编辑”工具“ I ”，系统即进入数据编辑状态，并在屏幕右上角弹出浮动的数据编辑工具小窗口（见图附 7 – 16“数据编辑工具栏”）。

➢ **数据编辑**

此选项便于在通道中直接对波形（数据）进行剪切。选取此项指令后，按住鼠标左键并拖动鼠标即可选取任意范围需要编辑的波形（选中的波形背景颜色为黑色），此时，可通过以下命令对波形进行处理，以便保存和打印。注意：数据编辑改变了所采集的原始数据位置，如仅需剪贴和编辑图形，可用鼠标捕捉功能将图形复制到“Word”或波形图板中编辑。

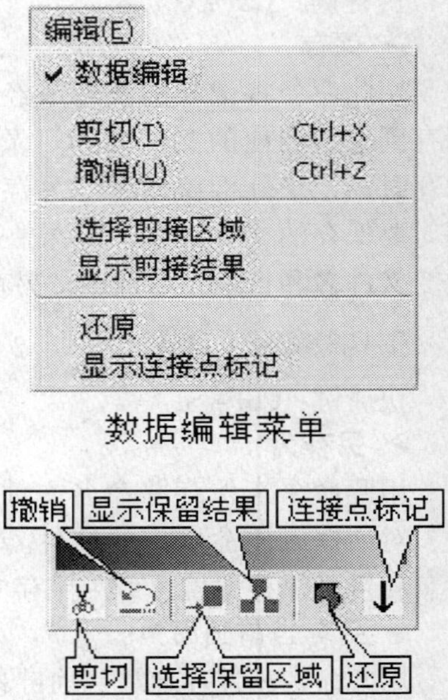

图附 7－16　数据编辑工具栏

工具栏按钮：I

退出该命令时可再次点击工具“ I ”或用 Esc 键。

“选取数据段”操作步骤：

(1) 将鼠标移到欲选取的波形起始处，按下鼠标左键。

(2) 按住鼠标左键并左右拖动鼠标至欲编辑波形的末端（鼠标过处的波形被涂黑）。

(3) 释放鼠标左键，则已涂黑的波形段数据被视为已选取的数据段。

➢ **剪切**

用此命令可将当前被选取的数据段删除。

➢ **撤销**

用于恢复上一步数据剪切工作。注意：该功能只能撤销一个步骤。当有效数据段较少时，用以下两个命令可很方便的保留有效数据。

➢ **选择剪接区域**

选取一段数据后点击该键，以确定一段数据。反复操作即可选取多段欲保留的数据段。

➢ **显示剪接结果**

当选取完欲保留数据段后点击该键，即可将所选取的所有数据段自动连接并显示。

➢ **还原**

用于取消所有的编辑，数据恢复到原始状态。该功能主要是为了避免误操作时将有效数据段除掉。

➢ **显示连接点标记**

用于观测剪切或剪接数据时产生的接点位置。

编辑后的波形可利用“**另存数据处理后子文件为…**”命令，将有效数据段自动连接成一连续波形文件。

示　波

➢ **开始示波**（工具按钮：▶）

系统开始采集波形并实时显示波形。

➢ **开始记录**（工具按钮：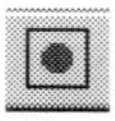）

系统开始将采集的波形在实时显示的同时实时记录到硬盘上。

➢ **暂停记录**（工具按钮：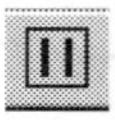）

点击该快捷键暂停记录，再次点击该键继续记录（同一文件）。

➢ **停止记录**（工具按钮：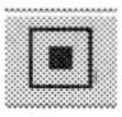）

停止记录采样波形。

➢ **程控记录**

用于需长时间观察并断续记录的实验（见图附 7－17）。系统将根据用户所提供的“组数”、“开始记录时间”和“记录时间（长度）”自动记录波形（共 12 组）。若需中途停止“程控记录”，请在停止示波后，点击“新建”按钮，之后再进行其他操作。

注：“开始记录时间”若小于当前时间，则系统将判断为第二日的“开始记录时间”。

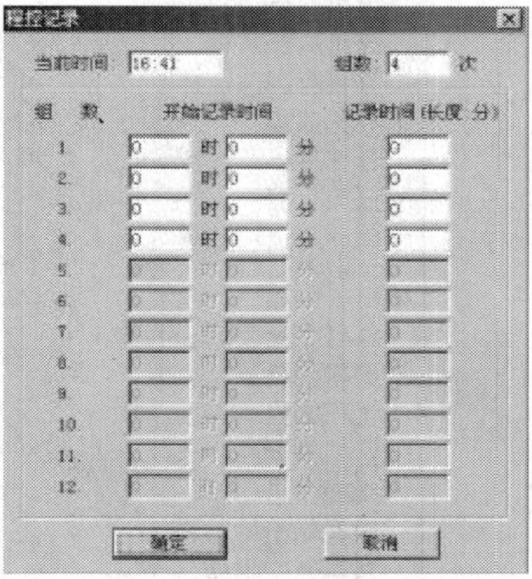

图附 7－17

➢ **导联开关**（工具按钮：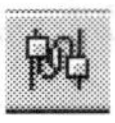）

➢ **取消所有零点偏置**

取消所有通道由软件完成的零点偏移。

➢ **取消所有定标系数**

取消所有通道的定标系数。

分　　析

➢ **上一实验**　在分析状态进入上一实验子项目（即打开上一个子文件）。

➢ **下一实验**　在分析状态进入下一实验子项目。

➢ **头实验**　在分析状态进入头一个实验子项目。

➢ **尾实验**　在分析状态进入最后的实验子项目。

➢ **波形前移**　按小键盘上的 + 键或按 Shift 再按‘＋’键则可使波形前移一格或十格。

➢ **波形后移**　按小键盘上的—键或按 Shift 再按‘－’键则可使波形后移一格或十格。

➢ **标记查询**（工具按钮：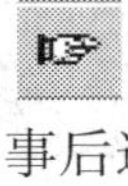）

在记录文件中打标记后，事后通过选择不同的查询方式，可迅速找到标记所在位置，点击“查询”按键即会弹出与之相对应的对话框。

词条查询——弹出“标记查询”对话框（图附 7－18）。在“下拉条”中选择已打词条标记，如“B”，点“确定”退出，则系统将自动搜索到该词条，并将其显示到当前界面。此时可使用“分析”菜单条中的“标记前移（快捷键：Alt＋←）”以“B”为起始点依次向前搜索已打标记，此处即为“A”；反之“标记后移（快捷键：Alt＋→）”则向后搜索，即“C”。

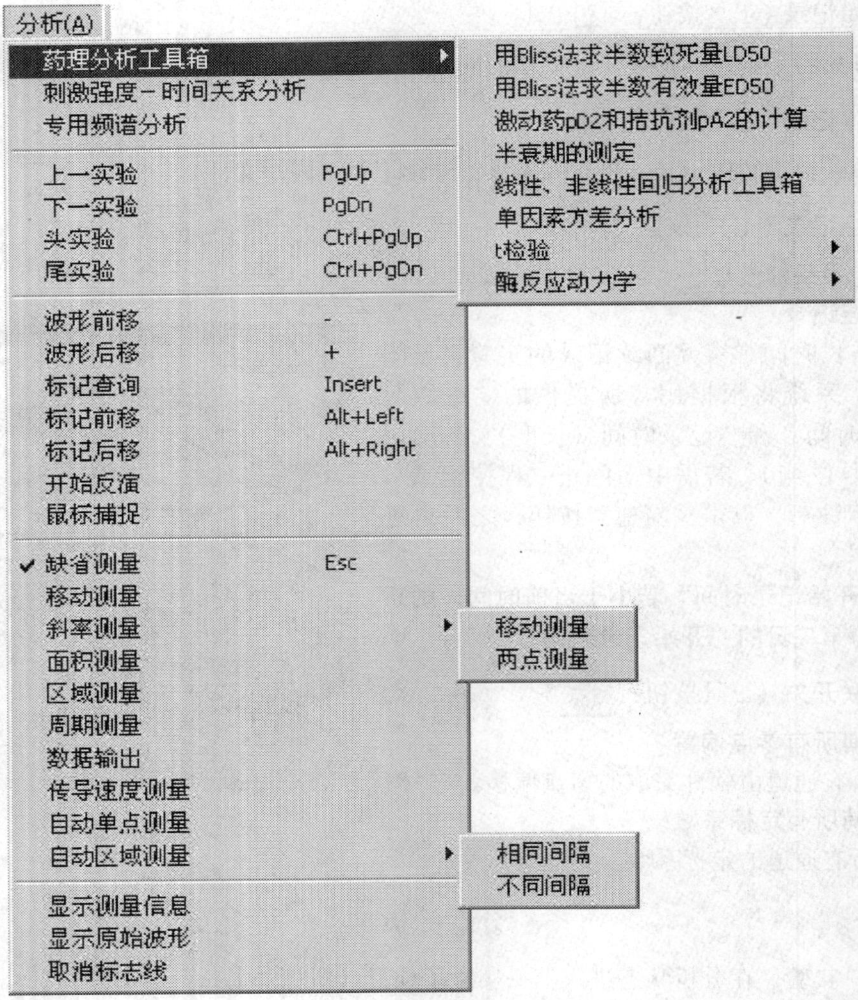

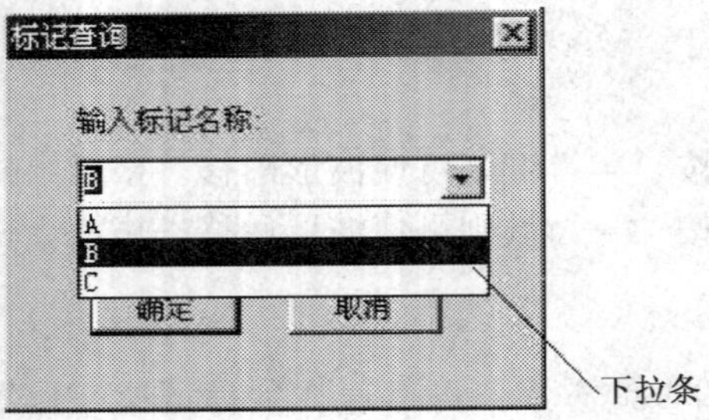

图附 7 – 18

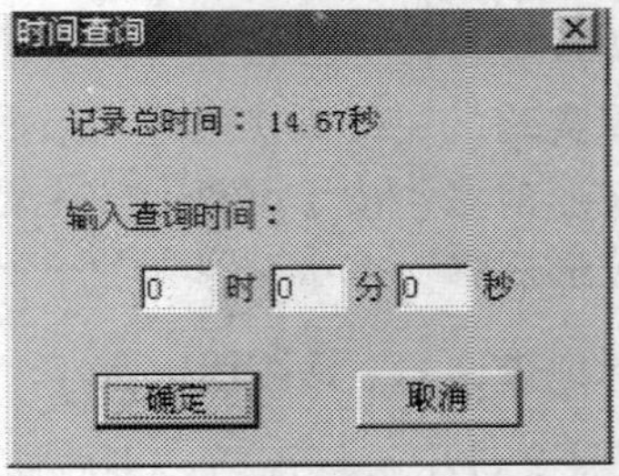

图附 7 – 19

时间查询——弹出“时间查询”对话框（图附 7 – 19）。输入查询时间（所记录波形的长度时间），输入的时间应小于记录总时间。

弹出标记查询对话框。在记录波形时加入的所有标记，均可通过对话框的下拉键找到，再按“确定”键即可查询到标记所在位置。此时也可用 Alt 加←或→键实现标记前后搜索。

➢ **鼠标捕捉（复制鼠标在图形左上角及右下角确定的图形区域）**（工具按钮：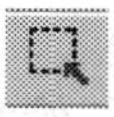）

该功能主要用于确定一个图形区域，并将该区域的图形复制下来的作用。使用时，在欲复制的波形左上角单击鼠标左键，然后松开鼠标，在欲复制的波形右下角再单击鼠标左键，即可复制选取的波形。此后可在 Word 文档或波形图板用粘贴功能粘贴该波形。

实　　验

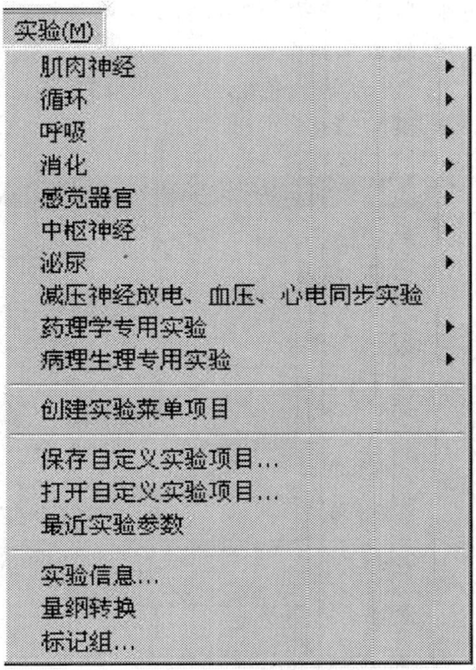

实验模块是针对生理实验教学项目而开发，系统预设置了几十个实验项目的参数以供用户参考。用户只要选中了相应的项目，系统即自动设置好了该实验所需的实验参数。实验时用户只要根据实际情况对参数稍加调整即可。

➢ **肌肉神经类实验**

刺激强度与反应的关系实验、刺激频率与反应的关系实验、神经干动作电位的引导实验、神经干兴奋传导速度的测定实验、神经干兴奋不应期的测定实验、神经干兴奋不应期的自动测定实验、肌肉兴奋－收缩时相关系实验。

➢ **循环类实验**

蛙心灌流实验、期前收缩和代偿间歇实验、心电图实验、心肌细胞动作电位实验、心肌细胞动作电位与心电图的同实验、兔减压神经放电实验、兔动脉血压调节实验、左心室内压、动脉血压测定实验、静脉压测定、血流动力学、脉搏等实验（参考《生理实验参考手册》）。

➢ **呼吸类实验**

膈神经放电实验、呼吸运动调节实验。

➢ **消化类实验**

消化道平滑肌的生理特性实验。

➢ **感觉器官类实验**

肌梭放电实验、耳蜗生物电活动实验。

➢ **中枢神经类实验**

大脑皮层诱发电位实验、中枢神经元单位放电实验、脑电图实验。

➢ **泌尿类实验**

影响尿生成的因素实验。

➢ **药理学专用实验**

乙酰胆碱对蛙腹直肌作用的量效关系实验、传出神经系统药对动物血压和心率的影响（兔）实验、传出神经系统药对家兔离体肠肌的影响实验、尼可刹米对抗吗啡的呼吸抑制

（兔）实验、钙通道拮抗药对血管平滑肌的作用（兔）实验、强心苷对离体蛙心的作用实验、硝普钠的降压作用实验、利尿药的利尿作用实验、心律失常分析实验、心功能测定实验、心电监测实验。

➢ **病理生理专用实验**

高钾血症实验、急性左心衰实验、肠系膜上动脉闭塞性休克实验、呼吸运动的影响因素和急性呼吸功能不全实验、尿生成的影响因素和急性肾功能不全实验。

以上所有实验项目都是在大量实践的基础上设定的各项参数值，用户只需要选定具体的实验项目，系统即可自动设定好各种参数。用户可在此基础上稍作调整。

➢ **最近实验参数**

用户再次进入系统后，可用此方式让系统恢复上次实验的各项参数值。

➢ **实验信息**

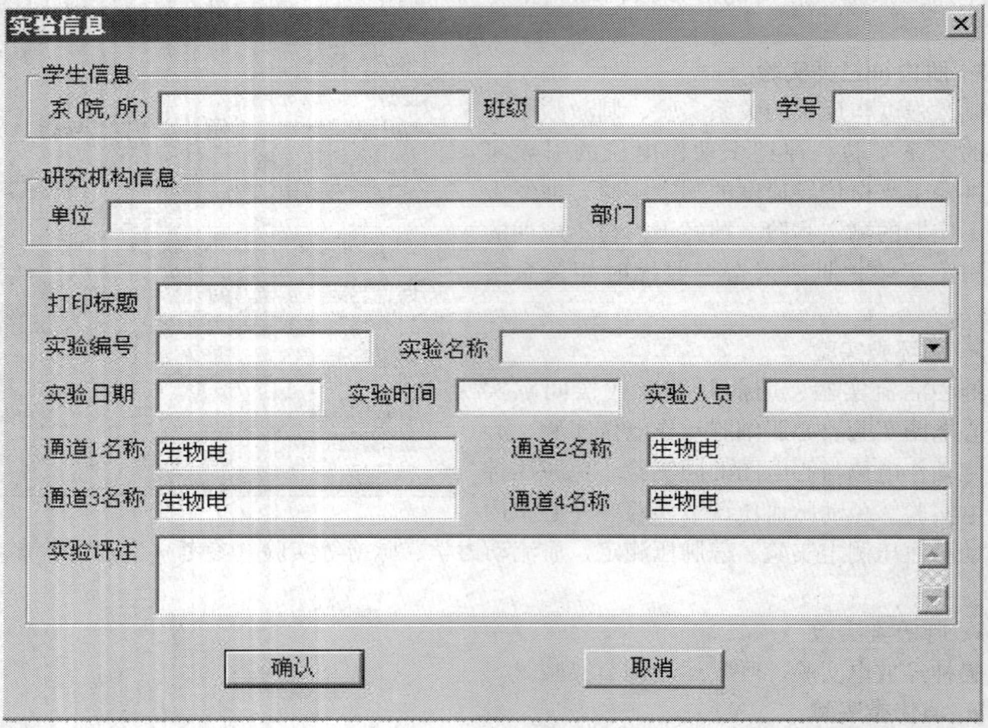

此对话框主要用于输入用户信息，这些信息将附加在实验报告中供打印输出。“学生信息”针对“打印模板选择”（文件—打印模式设置）中的“学生实验”使用；“研究机构信息”则针对“科学研究”模板。另外，数据板中的测量结果可利用数据板导出到“实验信息”导入实验评注栏，也可利用复制功能复制后，在本对话框的实验评注栏用快捷键 Ctrl + V 粘贴上去。**需要注意，实验评注栏中回车需用 Ctrl + Enter 键实现。**

➢ **标记组…**

在实验过程中，对实验对象的反应及各种处理进行标注，有利于准确地进行实验数据的整理。快捷地对数据进行浏览和标记搜索，可大大提高实验数据整理的效率。本系统具有灵活的信号标记及方便快捷的数据浏览和标记搜索功能。

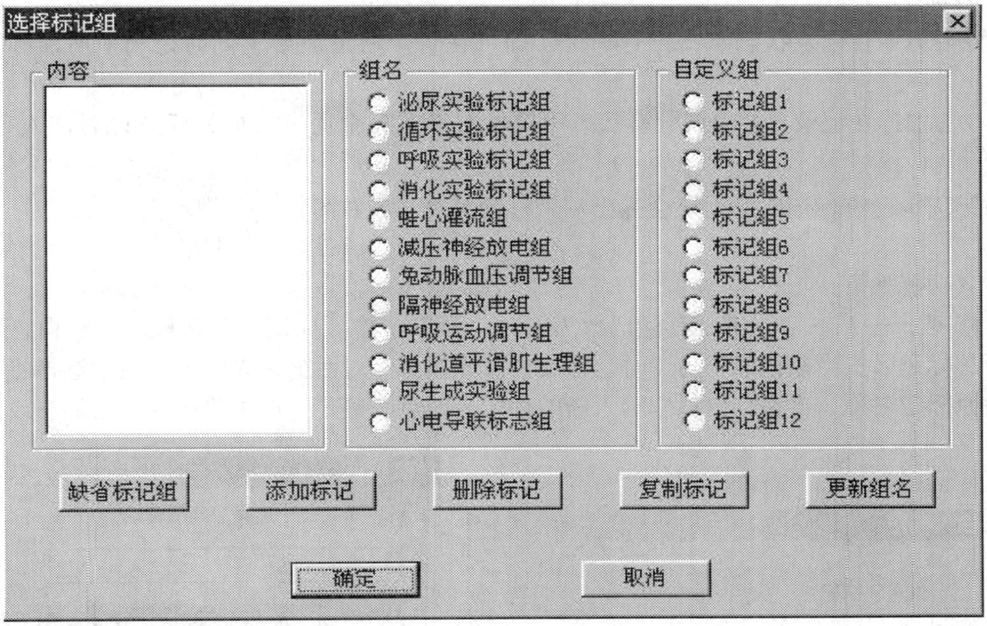

图附 7 – 20

“缺省标记组”用于恢复各标记组的内容；

“自定义组”用于用户自行定义各自所需的标记组及标记。

根据实验需要选择相应的标记组（图附 7 – 20），系统就将该组标记调入系统实验界面（图附 7 – 21）的标记框内供实验使用。

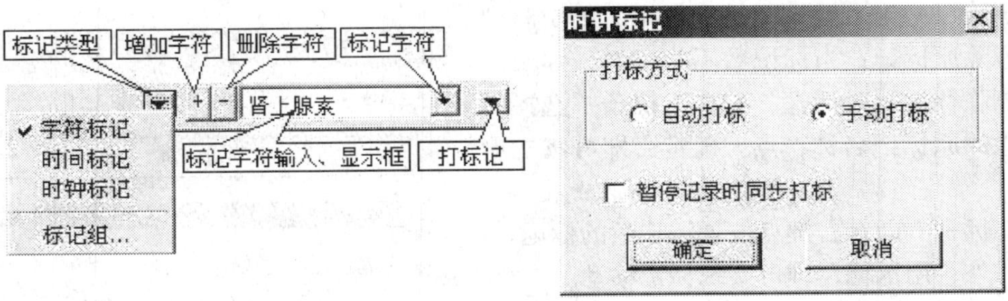

字符标记功能区　　　　时钟标记选择

图附 7 – 21

标记类型选择

字符标记——以标记框中“标记字符输入、显示框”中的字符为标记进行打标（图附 7 – 21）。如果标记框内没有所需内容，可点击“ + ”添加；或点击“ – ”删除。

时间标记——以当前记录时间（起始记录时间为 0 秒）为标记进行打标。

时钟标记——以当前计算机时间为标记进行打标。分为“自动打标”和“手动打标”（图附 7 – 21）。选中“自动打标”，系统将按设定的时间间隔在各记录通道打上计算机的时钟标记，选中“手动打标”，则将计算机时钟打在鼠标右键所点击的通道位置。

打标记

方法 1：在记录状态点击“打标记”即可在每个通道波形上同时记录下所加标记名称。

方法 2：在记录、暂停或分析状态用鼠标右键在各个通道波形的任意位置加入标记。

当右键周围已有标记时，系统会弹出一个移动菜单（如右图）。

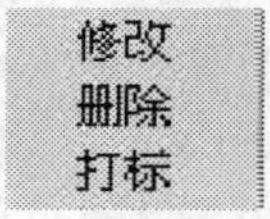

其功能如下：

修 改——当右键周围已有标记数为 1 时，弹出“输入标记”对话框，在空白栏中输入新的标记名；当标记数不为 1 时，弹出“修改标记”对话框，先在下拉条中选择将被修改的原标记名称，再在空白栏中输入新的标记名，点“确定”即可将原标记名称修改。

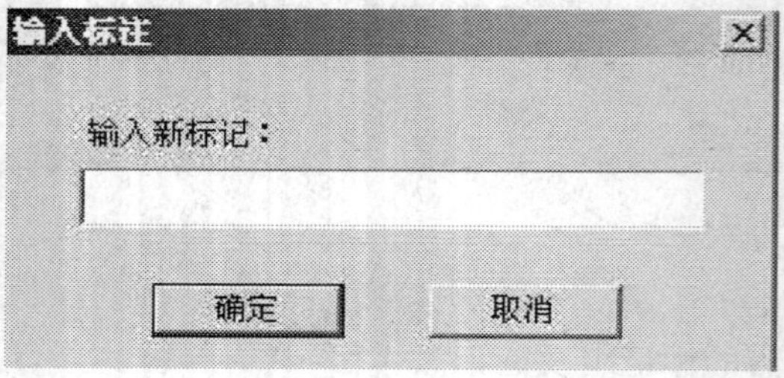

输入标记框

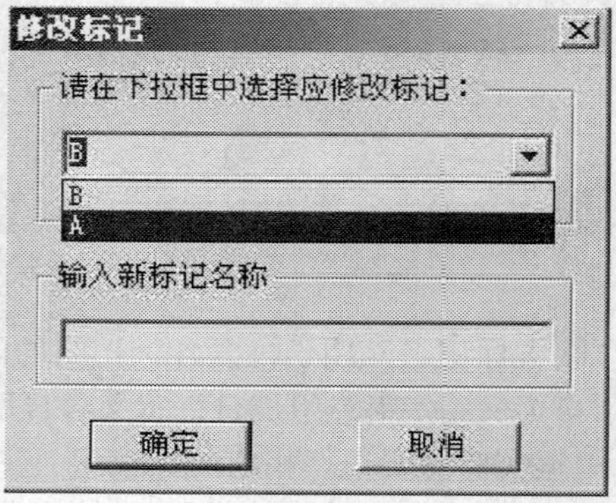

修改标记框

删除——当右键周围已有标记数为 1 时则直接删除原标记；当标记数不为 1 时，弹出如图“删除标记”对话框，先在下拉条中选择将被删除的原标记名称，点“确定”即可将之删除。

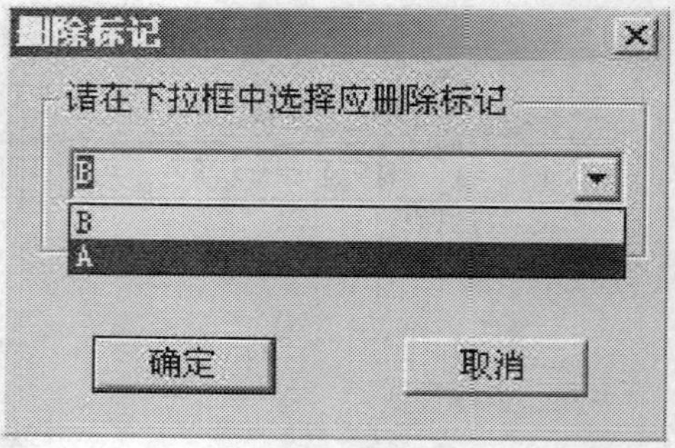

删除标记框

打标——即在右键点位置添加新的标记。

另外，用鼠标左键可实现标记移动。

方法如下：

（1）在欲移动的标记位置处，按下鼠标左键。

（2）按住鼠标左键移动标记到新位置。

（3）释放鼠标左键即可。

工　具

“工具菜单”中有各种界面操作工具：

➢ **坐标滚动**

选中后，各通道右边（即监视参数区）将弹出一滚动条，拉动该滑动块可使坐标和波形一起沿垂直方向快速滚动，点击滚动条上下两端的箭头，则缓慢滚动。从而扩大了波形的显示范围。

➢ **零点偏移**

用于通道的零点调节。其正负调零范围最好不要超过放大器当前灵敏度档的范围（即垂直方向 ±1 大格），否则将影响放大器的动态范围，如果零点偏移太多，应调节换能器本身的零位。

➢ **快速归零**

当波形输出为直流档时，如果此时选择快速归零功能，系统将记下此时的波值，以后的波形都将减去记下的这个波值。

➢ **纵向缩放**（工具按钮：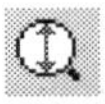）

该功能是利用鼠标键将信号沿 y 轴方向放大或缩小，即利用软件改变通道灵敏度。具体使用方法如下：

（1）单击鼠标左键，波形放大。

（2）单击鼠标右键，波形缩小。

（3）双击鼠标左键，波形还原。

➢ **横向缩放**（工具按钮：）

该功能是利用鼠标键将信号沿 x 轴方向放大或缩小，即改变通道扫描速度。具体使用方法同上。注意：缩放时将以鼠标点击点为中心点。

➢ **浏览视图**（工具按钮：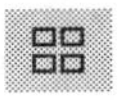）

用于分析状态浏览该记录文件的所有波形。

点击后，系统将按 16 幅为一屏顺序展示记录波形。当记录波形超出一屏时，可使用“Page Up”和“Page Down”按键浏览上一屏和下一屏的波形；或者点击鼠标右键，在弹出的对话框中按您的需要进行选择。“剪切”前请选中您不需要的一幅波形，剪切完毕后退出保存即可。

退出“浏览视图”按“Esc”键或双击某一幅图进入该波形的工作界面即可。

➢ **波形图板**

打开波形图板，可对所选的波形进行各种图形处理。

例如：可对波形进行剪切，擦除，粘贴等处理。同时此图形还可通过粘贴方式，粘贴到 Word 文档中，以供实验报告使用。

➢ **网格切换**（工具按钮：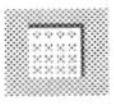）

通过点击该键可对通道背景网格进行切换（包括：粗格、细格、虚线、虚点、空白和黑背景）。

➢ **计算器**

打开计算器。设置计算器的目的主要为了方便用户在波形分析与处理过程中作一些计算。如果计算结果需要保存，可选择计算器窗口中“编辑”菜单中的“复制”项将计算结果复制，然后打开数据模板，将鼠标移到某一项上，按下鼠标右键，选择“粘贴”，将计算结果放入数据模板中。

➢ **选项**

用户可自行选择波形的颜色、走纸方向、网格的颜色及显示方式等等（见下图）。

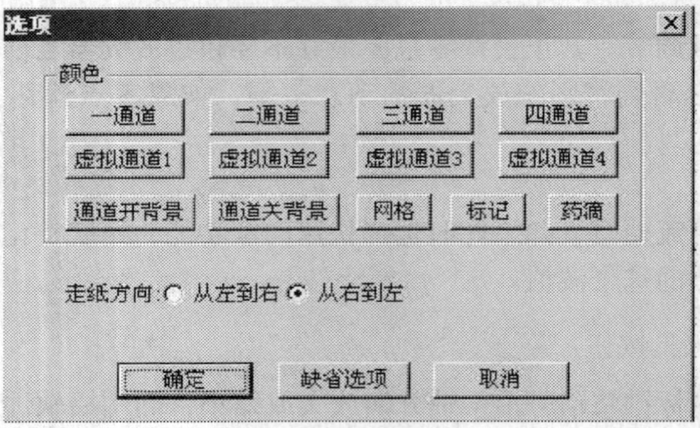

➢ **实时数据显示方式**　　分为：通道内、浮动板。

➢ **导出实时数据**（工具按钮：）

在记录状态打开“实时显示参数”功能，点击快捷键即可将实时显示的参数及点击该键的时间导入数据板中，以便用户事后分析。

➢ **显示记录时间**

选中后，则在记录状态或分析状态显示各通道波形的具体记录时间。

➢ **显示所有通道…**

将当前所有通道的波形在一个通道内显示，即波形合并。

➢ **取消显示所有通道**

恢复原波形。

➢ **拆分示波**

将各通道（合并通道除外）一分为二：右边显示新波形，左边显示已记录的波形，并可拉动滑动块观察记录的波形并和当前波形作比较。

➢ **创建新量纲**

该功能使本系统能实现各种物理量的测量。只要配置相应的换能器，并利用该功能创建相应的量纲，放大器即被定义成为以该物理量纲为度量的放大器。用此功能还可精确定标。

➢ **数据压缩**

当保存的文件太大时，可用此功能进行压缩。

例：将已保存的文件“血压波”压缩为“压 1”。

操作步骤：

（1）确定“血压波”文件的路径；

（2）点击“数据压缩”，则弹出标题为“选择待压缩文件（可多选）”的对话框：

①在“搜索（I）：”栏中指定“血压波”的路径；

②在“文件列表”框中选中“血压波．lsd”和“血压波．dat”两个文件（按住“Ctrl”进行复选），此时“文件名（N）：”栏中将出现这两个文件名。

③点击“打开（O）”按钮。

(3) 弹出标题为“存压缩文件”的对话框：

①在“保存在（I）:”栏中指定“压1”的路径；

②在“文件名（N）:”栏中写入文件名——压1；

③点击“保存（S）”按钮，则原文件被压缩为“压1.rip”文件。

(另可用Winzip软件进行压缩与解压。)

➢ **数据解压**

点击“数据解压”，则弹出标题为“选择待解压文件”的对话框，选中已压缩文件“打开”即可。

➢ **示波方式**

示波方式选择包括正常示波和扫屏示波。

扫屏方式闪烁感较小，适用于慢速长时间观测波形。

➢ **波动率设置**

测量波动率或间期时，用于减小噪音对波形的影响。

➢ **启动实时存盘、启动断电保护与数据恢复**

在记录前在工具栏中点击“启动实时存盘”或“断电保护”，即可随时保存结果。此时若遇到记录过程死机或停电，重新开机后，运行程序会提示上次记录是在非正常情况下中止的，请您恢复波形。点击“确定”按钮后，选择“工具”菜单中的“数据恢复”项，然后点击“保存”按钮，会请您输入文件名，存为一个新文件，停电前的实验结果即可恢复，并保存为一个新的文件。查看恢复的文件时，将先点击“刷新”按钮，或退出界面重新进入；再点击“打开”按钮，打开已保存的文件。

查　　看

“查看菜单”可查看界面中各种状态和参数。

➢ **工具栏**　显示或隐藏工具栏。

➢ **状态栏**　显示或隐藏状态栏。

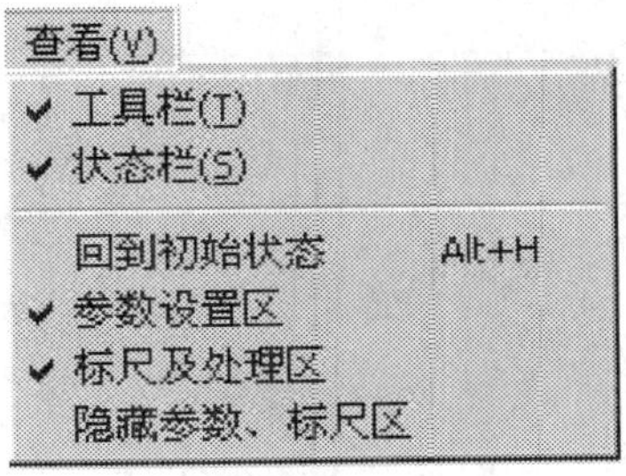

➢ **回到初始状态**

回到初始标准界面。

热键：“Alt + H”可使四个通道的信号显示均布。

➢ **参数设置区**

显示或隐藏参数设置区。

➢ **标尺及处理区**

显示或隐藏标尺及处理区。

➢ **隐藏参数、标尺区**

可用于隐藏参数、标尺区。

帮　　助

“帮助菜单”提供以下的命令，为您提供使用这个应用程序的帮助。

➢ **帮助主题**

提供您可从其得到帮助的主题索引。

➢ **实验参考手册**

该手册提供了一下几个实验的操作步骤及注意事项。

➢ **关于**

显示这个应用程序的版本号。